李锡昌○著

醫酒臨集要

中医古籍出版社
Publishing House of Ancient Chinese Medical Books

图书在版编目（CIP）数据

医验集要 / 李锡昌著 . –– 北京：中医古籍出版社，
2023.2
ISBN 978–7–5152–2597–5

Ⅰ . ①医… Ⅱ . ①李… Ⅲ . ①中医临床—经验—中国
—清代 Ⅳ . ① R249.52

中国版本图书馆 CIP 数据核字 (2022) 第 226273 号

医验集要

李锡昌　著

策划编辑　姚　强
责任编辑　李　炎
封面设计　松　雪
出版发行　中医古籍出版社
社　　址　北京市东城区东直门内南小街 16 号（100700）
电　　话　010–64089446（总编室）010–64002949（发行部）
网　　址　www.zhongyiguji.com.cn
印　　刷　三河市泰丰印刷装订有限公司
开　　本　710mm×1000mm　1/16
印　　张　14
字　　数　210 千字
版　　次　2023 年 2 月第 1 版　2023 年 2 月第 1 次印刷
书　　号　ISBN 978–7–5152–2597–5
定　　价　49.00 元

序

李锡昌是陕西白水县名老中医，光明中医函授大学高才生，是清代名医黄元御第六代传人，黄元御第五代传人麻瑞亭的弟子，深谙麻老"脉贵乎精而治贵于调，方贵乎效而变贵乎巧"的精义。他敦厚谦和，从医五十余年，钻研典籍，孜孜不倦；辨证施治，一丝不苟；医术精湛，疗效显著。他将自己数十年之临证体会撰写成《医验集要》，以利后学参考。

《医验集要》是李锡昌从医五十余年的医验精华，其中所述对每个难病疑疾的诊疗，均医理明确，方药精炼，或宗岐黄之论，或引众贤心得，实为一本不可多得的中医案头参考书。

日前，师弟吕大钊和李锡昌来请余为《医验集要》作序，余欣然命笔，草成此文，爰以为序。

黄元御第六代传人　孙洽熙

壬寅孟夏　于西安市中医医院

孙洽熙——教授，西安市中医医院主任医师，生于1940年，是清代名医黄元御第六代传人。享受国务院特殊津贴专家，西安市中医医院文献整理研究室主任，陕西省政协委员。其撰著有《麻瑞亭治验集》，校勘《黄元御医书十一种》《河间医集》，撰写《医易大家黄元御》《麻瑞亭运用"下气汤"经验探讨》等论文70余篇。孙洽熙精于脉诊，善用脏腑气化辨证，在疑难重症的诊疗上，有独到的见解。

前言

中华医学，博大精深，源远流长。历代医药学家在实践中积累了丰富的经验，逐渐建立起中医的系统理论，撰成《神农本草经》《黄帝内经》《伤寒杂病论》等巨著。这些典籍在两汉时期就展现出了相当高的学术价值，被后人奉为医学准则，尊为经典。以为万世不易之法，为我中华民族的繁衍昌盛做出了卓越贡献。我辈当不懈努力，发掘传承这一瑰宝，使其发扬光大。

余幼承庭训，酷爱中医。先是自学，苦于入门总不能得其要领，更谈不上学以致用。弱冠之年，幸得机缘，拜渭北名医李至愚为师。先生精通经典，屡起沉疴，遐迩称道。余每于侍诊、聆听教诲外，自己坚持朝诵暮读，专心致志，孜孜求索，逐渐步入学医之正轨，终得师传。业成之后，悬壶桑梓，医名渐播，求诊者络绎不绝，日诊近百。中年时期经光明中医函授大学四年学习，成绩优异，被推选赴京专题进修，在此期间得到三十余位全国名中医专家的耳提面命。后又师从黄元御第五代传人麻瑞亭先生研习一代宗师黄元御的学术理论，奠定了坚实的中医基础。

余涉杏林已有半个多世纪，回顾既往医学生涯，总是兢兢业业，以治病救人为己任，始终遵循"究天地之道，穷万物之理"，察色按脉，先别阴阳，伏其所主而先其所因，以及治病求本的原则。于常见病、多发病每每取效，为数以万计的患者解除了病痛，其中不乏疑难大症和肿瘤患者，积累了很多成功案例。为弘扬祖国医学，传承中医文化，略尽绵薄，爰不揣浅陋，择其切合辨证论治法则者百余例，搜采古圣先贤的经验论段，参以己见，汇集成册。由于个人学识粗浅，贻讥大雅，纰谬自知难免，还望高明不吝指正。

李锡昌

2022 年春节于仓颉故里

习医自勉

人体形同天地，经络府俞，阴阳会通，玄冥幽微，变化难极。且地有高下，气有温凉。人有男女老幼，体质有强弱之分，形志有苦乐之别。外感有六淫之殊，内伤有七情之异，所罹病患有缓急轻重不同。医乃仁道，以救死扶伤为己任，博极医源，精勤不倦。临证先发大慈恻隐之心，胆大、心细、智圆、行方，合人形以发四时五行而治。审其阴阳，以别柔刚，阳病治阴，阴病治阳，定其血气，各守其乡。遣方严谨，用药精良，阻截病势，解救危亡。

目录 CONTENTS

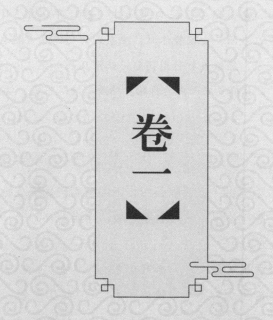

卷一

卒中先兆

病症　　董某某，男，46岁，住南井头村。2001年2月2日，正是白水县政协会议期间，会议暂休时，他来到会场休息室找我。言称有病约四五天了，经输液打针用药后，病情反而加重。心慌、胸闷、气短、头晕、指麻萎软而无力握物。纳差，睡眠不稳，诸症杂来。

刻诊

其脉细数（127次/分钟），舌暗苔白，舌尖有紫斑。统观脉证，当属卒中先兆。乃内本先虚，阳气不足，气虚血瘀之故。治当温补阳气，活血通脉。令其即时卧床休息，处方：

黄芪30克	桂枝9克	赤芍9克	当归9克
川芎6克	附片9克	桃仁9克	红花6克
菖蒲9克	远志9克	龙骨15克	牡蛎15克
党参9克	炙甘草6克	生姜9克	枣4个　　（三剂）

翌晨即是大会的闭幕式，我刚坐定，董某某前来言谢："先生真神医也。我以为中药只能治慢性病，谁知像我这等重病，服药后两小时即感减轻，难怪人说中医药是祖国瑰宝，真了不起！"握手时力如平常，气脉缓和，我嘱其服完再诊。

二诊（2月5日）

连服上方三剂，大部分症状消失，舌尖两侧紫斑犹存。然舌质较前红活、脉和缓，继予补阳还五汤合黄芪桂枝五物汤以善其后。

续命煮散治脑梗案

病症　　井某，男，71 岁，住东乡，2013 年 3 月 10 日诊。患者于两日前突然头目眩晕、舌强、语言謇涩，右半身重滞不利，急去医院做 CT 检查，确诊为脑梗。其儿女寻余用中药诊治。

刻诊

观其面色晦滞，舌暗红、苔白、脉缓涩，除上证外，余无异常。曾读孙真人用千金续命散煎汤自疗中风而愈，故依样画葫芦。以续命煮散原方比例共为粗末，每日取 60 克加生姜 10 克，水煎取 500 毫升，分三份，早中晚各服一份，连续十日后诸证悉除，可见古人不我欺也。

 按

中风多因情志失调，饮食失节，或久患消渴以致真气先虚。营卫失度，腠理空疏，邪气乘虚而入，使气血逆乱，化热生痰，毒害脑髓，伤及元神，滞塞机窍，窍络不通，发为卒中。治当扶正祛邪，通九窍而调血脉。方中包含麻黄汤，用其开通太阳，俾邪外出，表里通畅，一切证形化为乌有。太阳之底面为少阴，肾气通于脑，《神农本草经》言麻黄"破癥坚积聚"，《本草纲目》称其"通九窍调血脉"。现代药理研究表明，麻黄可通过血脑屏障，引领防风、防己、独活、细辛等祛风逐湿药，以开其表。

方中又含麻黄附子细辛汤，其中附子壮元阳、补命火、搜逐深陷之寒邪，能引补气之药入十二经，追复散失之元阳，又能与补血药修补真阴，还能与发散药去除腠理之寒，与温热药温补下元。细辛走经窜络，入髓透骨，启闭开窍，既能助麻黄表散风寒，开通上焦清窍，又能助附子温暖命门，拨动肾中机窍。三药合用，具强大的宣肺散寒、温肾通阳、开窍启闭之力。方中含四君子汤补阳益气以固后天之本。张璐有云："无论寒热补泻先培中土，使药力四达则周身之机运流通，水谷之精微四布，何患其药之不效哉，是知四君为司命之本。"肉桂较桂枝温中补阳之力更盛，功在散寒止痛、温通血脉。附子大辛大热可补坎中之真阳，又虑辛温升散太过，故予石膏、升麻清热泻火解毒之品以为反佐。又配川芎行血散风。由于组方严谨，配伍得当，故能屡屡建功。

千金续命散，原名续命煮散，主风痹，无论轻重，皆治之。孙思邈《备急千金要方》原文如下：

麻黄、川芎、独活、防己、甘草、杏仁各三两，桂心、附子、茯苓、升麻、细辛、人参、防风各二两，石膏五两，白术四两。上十五味粗筛下，以五方寸匕，内小绢袋之中，以水四升和生姜三两煮取二升半，分三服，日日勿绝。慎风冷，大良，吾尝中风，言语謇涩，四肢疹曳。处此方日服四服，十日十夜，服之不绝得愈。

卒中治验

病症　　　　台胞高某某，时年72岁，1994年4月回故土省亲。5月25日晚住白水县太阳宾馆，欲翌晨从白水往咸阳乘航班返台，孰料早上其右半身不遂不能起床，经人介绍邀余诊治。

▌刻诊 ▌　　　　　　　　　　　　　　　　　　　　　　　》》

　　见其躺卧在床，神志语言正常，唯右手足不能用，口眼略有歪斜。查血压152/94mmHg，舌暗红、苔薄，脉沉缓无力。乃年迈体弱、元气亏虚、鼓动无力、温运无权，致使血瘀络阻，而病卒中。治宜补气活血，化瘀通络。方用补阳还五汤合黄芪桂枝五物汤再加怀牛膝、杜仲、桑寄生，配以针刺曲池、外关、合谷、足三里、阳陵泉、太冲等穴。

　　服方药五剂后，血压趋于正常，右腿脚可以活动，但力弱。上肢微有动意，不能抬举，脉舌无改变。证明药已中彀，效不更方。连服七剂后，右下肢行动自如。上肢可抬举，四指可伸屈，唯大拇指不听使唤。因思大拇指乃肺太阴经所循行，贼风入中经络。初中时气血并逆，此时气已复还，唯营卫脉络之间有所未和尔。故选小续命汤助阳祛风，能通大经小络。方中包含了麻黄汤和桂枝汤，二方调和营卫以散风寒。研究证明，疏风药可以扩张毛细血管、营养末梢神经。更加川芎、芍药以行血，人参补虚，附子温肾与命门而祛寒，防风、防己以祛风湿，黄芩防其风动火升。诸药和合，丝丝入扣，故服上方三剂后，大拇指功能恢复，更加调理，健康如初。于6月16日启程之日，赠余"国医圣手太和春"匾额，以表谢意。

中风验案

 病症　　李某某，男，69岁，住云台，1991年10月14日初诊。患者于九日前突然昏仆，不省人事，口歪舌喑，半身不遂。在当地医治无效，邀余前往以决吉凶，星夜乘车至其家。

刻诊 ▶　　　　　　　　　　　　　　　　　　　　　　　　　　　》》

见患者寿服着身，形容憔悴，骨瘦如柴，神志昏糊，呼之能应，口不能言，右侧肢体不遂，口眼向左歪斜，腹痞满，按之不柔。询之发病至今未解大便，小便自遗。舌瘦红，舌中及舌根部少布黄黑燥苔，抚之棘手，脉沉细、劲数。此非阳明腑实、燥热伤阴、热扰神明而何？急宜增水行舟，急下存阴，宗《温病条辨》增液承气汤。处方：

生地黄24克　　元参30克　　麦冬24克　　大黄15克（后下）

芒硝9克（后下）

服方药二剂后，便通神清，口即能言，但不流利。唯右侧肢体依然不用。黄燥苔退去，舌呈红剥，脉弦细数。显系肝肾两虚，水不涵木，木少滋荣，筋脉萎废使然，此即《临证指南》所谓"肝血肾液内枯，阳扰风旋乘窍"。滋肾凉肝在所必投，宗先哲尤在泾化裁之地黄饮子。处方：

生地黄15克　　山萸萸9克　　石斛12克　　云苓9克

麦冬9克　　五味子6克　　远志6克　　巴戟天9克

天冬9克　　菖蒲6克　　阿胶6克（烊化）

服五剂，右半身略能活动，语言清利，饮食渐加，舌转红润，诊脉较前缓和。效不更方，继进五剂后已能扶杖而行。复加调理，至今除右腿久行乏力外，一如常人，还能从事轻微劳动。

中风脱症治验

侯某某，女，68岁，2000年8月17日诊。于半月前突然昏晕，舌强语謇，左半身活动无力。经CT检查，提示右脑前出血约4毫升，西医予降颅压止血、抗感染及中药活血化瘀，开始小效，近两日病情加重。前医嘱其家属准备后事，推手不治，即邀余诊。

▌刻诊 ▌

见患者神志昏沉，环唇青紫，呼吸短促，舌光红脉弦劲急。知肝肾阴亏，风阳内动。急宜滋阴潜阳，镇肝息风。予镇肝熄风汤，服药后病情缓解。

患者于8月13日下午进住县医院治疗。经治一日后，患者出现尿闭，诊为肾衰，通知转西安治疗。入一附院经透析治疗，小便得通，但体内钾超高，病情恶化，急速出院，当夜凌晨返至家中，即叩门邀余急诊。见患者已着寿衣，神气昏愦，呼吸短浅，四末不温，闭目口张不语，口唇紫绀，察瞳神对光照射不敏感，舌短而光不泽，脉微虚数，不时结代，此元阳有欲脱之险，阴阳呈散离之危，虚脱险关，实难固守。急予参附龙牡汤合生脉散扶阳救阴、益气固脱：

人参10克　　　附片10克　　　生龙骨15克　　　生牡蛎15克

麦冬 10 克　　　五味子 6 克　　　山茱萸 30 克

服药一剂，翌日（8 月 17 日），精神复苏，能伸舌，问有所答，能喝少量稀饭。大便色黑如烟墨，化验大便隐血（＋＋＋＋），舌暗红而光，脉虚数结代，显系肝肾阴精将夺之候。据此予一甲复脉汤加山药 12 克、牡丹皮 9 克，以复其阴液，息其风阳。处方：

太子参 30 克　　　生地黄 30 克　　　阿胶 9 克　　　白芍 12 克

生龙骨 15 克　　　生牡蛎 15 克　　　山药 12 克　　　牡丹皮 9 克

8 月 18 日，精神疲惫倦怠欲眠，大便黑如烟墨，一日竟达八次之多，舌剥少津，脉弦劲。予一甲煎（咸寒兼涩法），生牡蛎 60 克（捣细）水煎分三次服。即吴氏所谓既能存阴，又涩大便，且清在里之余热，一物而三用。另外嘱家属煮粳米汤，少少与服，取其稼穑作甘、健脾止泻之意。

8 月 19 日，精神略振，语言清楚，仍自汗气怯。大便次数明显减少，黑便较前浅淡，脉燥盛较前和缓，亦很少间歇，舌红光。宗万病不已当从中取，予四君子汤合生脉散气阴双补，补脾摄血，处方：

太子参 30 克　　　山药 15 克　　　白芍 12 克　　　扁豆 9 克

麦冬 9 克　　　　五味子 6 克　　　云苓 12 克　　　炙甘草 6 克

生龙骨 15 克　　　生牡蛎 15 克　　　山茱萸 30 克　　　仙鹤草 15 克（二剂）

8 月 21 日，精神好转，大便颜色正常，时或干呕，舌淡红润，脉和缓。予竹叶石膏汤，气阴双补，和胃降逆。处方：

太子参 30 克　　　半夏 9 克　　　麦冬 12 克　　　炙甘草 6 克

竹叶 6 克　　　　石膏 12 克　　　粳米 30 克

8 月 23 日，服上方一剂，干呕消失，自感疲乏，气怯，食少，舌淡红、少苔，脉缓略弦。仍当气阴双补，肝脾共调。方予生脉散加味：

太子参 15 克　　　石斛 12 克　　　麦冬 9 克　　　五味子 6 克

白芍 12 克　　　　麦芽 12 克　　　丹参 9 克　　　佛手 6 克

山药 12 克　　　　鸡内金 6 克　　　川黄连 1.5 克

病入坦途，继续调理，逐渐向愈，未留后遗症。

风痱（中风后遗症）治验

 病症 李某某，男，30岁，2006年7月22日初诊。先病腹泻，又感风寒，邪气乘虚入里，起初偶觉手足轻度无力，并未介意。越二日，晨起，四肢痿软无力，左重右轻，握手无力，步履软弱，需人扶持，倚杖行走，上台阶亦十分困难，几成废人。当即去医院做CT、化验等检查，未发现异常病变。心存疑虑，寻余诊治。

刻诊 »

据其面色苍黄不华，言语正常，精神萎靡，纳差，舌淡苔白，脉缓弱，诊为"风痱"。此必内外合邪，而致脾胃功能紊乱，气机升降失常，气血滞涩，经络失荣。法当外解风寒、温运脾阳、调燮营卫、升降枢机。考《金匮要略·古今录验续命汤》"治中风痱，身体不能自收持，口不能言，冒昧不知痛处，或拘急不得转侧"与此证颇合。又阅近贤多有验证，故予此方：

麻黄9克	桂枝9克	杏仁9克	党参9克
干姜9克	当归9克	石膏24克	川芎6克
炙甘草6克	（三剂）		

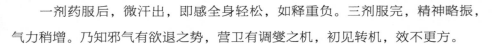

▌二诊（7月24日）▌ »

一剂药服后，微汗出，即感全身轻松，如释重负。三剂服完，精神略振，气力稍增。乃知邪气有欲退之势，营卫有调燮之机，初见转机，效不更方。

▌三诊（7月27日）▌ »

继服上方三剂，症情得到控制。已入坦途，精神好转，食纳有增，四肢肌力逐渐恢复，无人扶持可倚仗行走。然而面色萎黄，行动乏力，脉缓弱，舌淡苔白。说明外邪已解，经脉畅达。然气血不足，百脉空虚，四肢百骸失其营养，痿弱何能速复？只有健脾益肾、补气养血、培元固本才是正治，方选加味圣愈汤：

黄芪 15 克	党参 9 克	熟地黄 15 克	白芍 9 克
当归 9 克	川芎 6 克	枸杞 12 克	补骨脂 9 克
巴戟天 9 克	桂枝 9 克	干姜 9 克	菟丝子 12 克
怀牛膝 9 克	炙甘草 6 克		

上方服三剂，症情即大有好转。面色渐荣，四肢肌力渐增，行动较前有力，可弃仗行走，方已中的，毋庸更张。宗前方共服九剂，四肢轻健如初，诸恙悉瘳，病告痊愈，正常上班。

🍵 ▌ ● 按

"风痱"属中风范畴，早在《灵枢·热病》中便有记载："痱之为病也，身无痛者，四肢不收，智乱不甚，其言微，知可治。"由于"风性善行而数变"，痱者，"废"也。顾名思义，"风痱"是一种四肢痿软、弛纵不收的突发性病症。与西医诊断的急性脊髓炎、脑干脑炎，上行性麻痹及格林—巴利综合征相类似。多发于青壮年，以四肢软弱开始，一般神志清楚，无昏仆，但与半身无气营运偏枯有别，亦不同于五痿之积渐而成，以其成因虽异，痿废则一，临证宜细加鉴别。

脾胃为升降之枢，气血生化之源，又主四肢，当气血充盈，四肢百骸得其滋荣，才能轻捷矫健。正如《素问·太阴阳明论》所云："今脾病不能为胃行其津液，四肢不得禀水谷气，气血益衰，脉道不利，筋骨肌肉皆无气以生，故不用焉。"阐明四肢皆禀气于胃，脾病而化源匮乏，无以为继，故不得至经，肢体失养，又遭风寒外袭，邪气乘虚入里，闭束气机，风痹因之骤然发作。《黄帝内经》虽有"治痿独取阳明"之训，然而内忧外患，必须剿抚并行。《金匮要略·古今录验续命汤》证治恰与此证相符，方中麻桂杏甘即麻黄汤，功专发散风寒、开其腠理，俾邪外出，则表里通畅，不致有留邪之患。邪之所凑，其气必虚，故以党参、干姜、桂枝、当归、川芎、甘草温补脾阳，调畅血脉。又干姜温升，石膏寒降，顺应脾升胃降之性，还脾胃升降枢机之常，病机相应，能无效乎！

症情得到遏制后，进入坦途，外邪已解，经脉畅达，然而气血不足，不能充养四肢百骸，痿弱何以速复？此时只有健脾益肾，补气养血，才是培元固本之治。毕竟肌体之营运全赖气血为养，因气主煦之、血主濡之，而气血的化生必资脾肾。盖精藏于肾，血藏于肝，精可化气，气可生精，精血同源，必须保障后天脾胃化生的水谷精微源源不断地补充培养，才能生生不已，环周不休。

综上所述，补养气血必须建立在健脾益气的基础上，所选方中参芪补气，地芍、归芎养血活血，枸杞、菟丝子、淫羊藿、补骨脂、怀牛膝补肝肾之精且强筋壮骨。又据有形之血生于无形之气、阳生阴长之义，伍以干姜、桂枝、甘草辛甘化阳之品，俾阳化气、阴成形，气血充足，经脉调畅，四肢百骸得养，何患痿弱之不愈哉！

脑出血后遗症

石某某，女，60岁，住水苏，2013年6月5日初诊。四年前突发脑出血，立即送往医院救治，病情很快得到控制，继续治疗渐趋痊愈。只是遗留左足心痉挛疼痛，白天走路活动尚可忍受，夜间挛急疼痛实在难忍，影响睡眠，精神倍受折磨。病人四年来先后经省、市多家医院诊治，均无明显效果，无奈请余诊治。

刻诊 》》

察患者形容憔悴，神情淡漠，动作迟缓。足心凉，不红肿，按之不疼痛。舌暗红少苔，脉缓涩。因思此属脑出血后遗症，脑血管必有瘀血残留，而瘀血阻碍脑络。足心乃足少阴肾经之涌泉穴所在，肾藏精生髓，内寄元阴元阳，脑为髓海；精血不足则阳失温煦、经脉失养，夜间阴寒偏盛故挛急，挛急则气血运行受阻，是以疼痛若此。治当补气益精、活血逐瘀，方予补阳还五汤加味：

黄芪 30 克	当归 9 克	赤芍 9 克	川芎 6 克
桃仁 9 克	红花 6 克	地龙 6 克	枸杞子 12 克
巴戟天 9 克	补骨脂 9 克	炙甘草 9 克	附子片 9 克
淫羊藿 12 克	白芍 30 克	怀牛膝 9 克	

二诊（6月9日） 》》

服药三剂，痉挛疼痛均有所减轻，药已中彀，毋庸更张。

■三诊（6月20日）　**》》**

继服上方六剂，疼痛减轻大半，但夜间仍微抽痛，说明肝肾精血已有来复之象，瘀血渐次消融，经脉得以荣润，筋挛自然向愈。察舌淡红苔薄、脉缓弱，予上方去枸杞子、补骨脂，加石斛12克、木瓜9克。以增其养阴除痹、疏筋通络之功。

■四诊（7月24日）　**》》**

上方连服五剂，疼痛挛急等症基本消失，脚趾偶尔略微抽动，除精神欠佳、腿乏无力外，余皆正常。舌淡红苔薄、脉缓弱，当继续补脾肾、益气血，以固先后天之本。予金匮肾气汤合四君子汤、当归补血汤化裁：

黄芪30克	生晒参9克	白术9克	云苓9克
熟地黄24克	当归9克	山茱萸12克	山药12克
牡丹皮9克	桂枝9克	附子片9克	白芍30克
泽泻9克	炙甘草9克		

服上方五剂，精神日增，脚心痉挛疼痛完全消失，恢复健康。

● 按

痉挛是肢体筋脉收缩、拘急不能舒转自如的病症。《黄帝内经》有云："脏真散于肝。"肝主身之筋膜，故真元之气散于筋膜为肝气，多因外感寒湿或血少津亏，经脉失其真元精血之充养而病筋挛。此证系脑出血后遗症，必然真元之气伤于先，而后有脑出血之患。正乃张景岳所言："中风由内伤积损颓败使然。"既已出血，势必有瘀血残留，故瘀血不去而新血不生，给津血的流通造成一定阻碍，故津血不能濡润筋脉而挛急。补阳还五汤是补气祛瘀之名方。王清任认为，人身元气十分，损失了五分，只剩下了一半，就会半身不遂，补阳还五就是归还人体缺失的另一半元气。方中重用黄芪就是针对气虚所设，其余诸药乃祛瘀辅佐。方中更加《伤寒论》之芍药甘草汤，取芍药苦平入肝，甘草味甘入脾，两药和合，酸甘化阴，养血柔肝益脾，而筋得其濡润，自然舒展而自伸。更加枸杞子、巴戟天、补骨脂、怀牛膝、淫羊藿益肾精而鼓肾气，脾气足精充，瘀血得逐，筋脉得养，痉挛能不自伸乎？守方略有增减，其中石斛、木瓜养阴除痹舒筋之功尤著，待挛急平靖后，补脾益肾以培元固本。

眩晕治验之一

病症　　李某，女，37 岁，住尧禾，2007 年 1 月 6 日诊。眩晕呕恶卧床不起数日，经当地医院打针输液非但无效且有增重之虞，特邀余一诊。

▌刻诊 ▶▶▶

见患者只能静卧床上，不能翻动转侧，动辄心中懊侬烦乱，嗢嗢欲吐，头眩眼黑，视物则自觉天旋地转，屋宇颠倒，精神疲惫，昏晕难支。口苦、舌苔黄、厚腻、脉弦滑。此痰火郁于胃中，上灼肺金，清虚下降之令不能平其风木，则挟痰火上扰清窍，以致眩晕若此。据《内经》病机十九条"诸风掉眩，皆属于肝"和朱丹溪"无痰不作眩"的论断，此证当属风热痰火上扰脑窍而为患，治宜清热降火、化痰息风。方予黄连温胆汤加味：

半夏 9 克	陈皮 6 克	茯苓 12 克	枳实 6 克
竹茹 6 克	川连 3 克	桑叶 9 克	菊花 9 克
天麻 6 克	生姜 9 克	甘草 6 克	（三剂）

服一剂眩晕呕恶顿减，尽剂后已能自来就诊。自述诸症减轻，唯有轻微眩晕、气怯神疲，劳则气逆欲吐。舌质偏红，苔腻退去大半，脉弦细。此病后体虚，痰热未尽，内扰上逆所致。治宜清热益气，养阴和胃。予竹叶石膏汤加味：

竹叶 6 克　　　石膏 15 克　　　党参 9 克　　　麦冬 9 克

半夏 9 克　　　炙甘草 6 克　　　茯苓 9 克　　　天麻 6 克

生姜 9 克　　　粳米 30 克

服上方三剂，诸证悉除，病告痊愈。

眩晕治验之二

病症　　　李某某，男，38 岁，住林皋，2008 年 8 月 4 日初诊。眩晕十余日，在当地医院以眩晕、脑供血不足采用中西医治疗，非但没有减轻，且有加重之虑，医院做 CT 示颅内未见异常，求诊于余。

见患者面色垢腻，起则头眩，动则尤甚，恶心欲吐。舌淡、苔薄、黄腻，脉濡缓。纳少神疲。正值暑季，据此思李东垣所云："脉虚身热得之伤暑，暑必兼湿，暑湿交蒸。上蒙清空，是以眩晕。"于此证颇合，遂予李东垣之清暑益气汤：

黄芪 15 克　　　党参 9 克　　　苍术 6 克　　　白术 6 克

青皮 3 克	陈皮 6 克	当归 9 克	升麻 3 克
麦冬 9 克	五味子 6 克	炙甘草 6 克	葛根 6 克
泽泻 9 克	建曲 9 克	生姜 3 片	大枣 4 个

二诊（8月7日）

服药三剂，眩晕不再发作，仍乏力神疲，舌淡、苔薄、黄腻，脉缓弱，予上方又服三剂。精神日渐振作，不再眩晕而告痊愈。

眩晕治验之三

病症　　王某某，男，66岁，住西巷，2014年2月5日初诊。半月以来自感疲乏无力，不时头晕目眩，动则加重，静则减轻，曾怀疑为心脑血管、颈椎病所引发，做 CT 等多项检查，均被排除。疑虑不决，求诊于余。

刻诊

患者面色萎黄不华，神疲嗜卧，食少肢懈，心悸气怯，舌淡苔薄，脉细虚弱，知乃心脾血虚。眩晕不过是一个症状而已。令查血常规，结果：红细胞 3.2×10^{12}/L、血红蛋白 6.4/L，按理应立即住院输血，但患者坚持先用中药。予补养心脾、滋肾填精，拟归脾汤加味：

| 黄芪 30 克 | 生晒参 9 克 | 白术 9 克 | 茯苓 9 克 |

当归 9 克	龙眼肉 12 克	酸枣仁 9 克	远志 6 克
熟地黄 15 克	肉桂 3 克	巴戟天 9 克	枸杞子 12 克
菟丝子 12 克	补骨脂 9 克	炙甘草 6 克	

◀ 二诊（2月10日）▶ ≫

上方连服五剂，患者精神好转，食纳有增，眩晕减轻，心悸少作，红细胞已恢复正常，血色素 9.6g/L，此乃佳兆，当击鼓前进，效不更方。继服上方十余剂后，患者面色荣润，眩晕不作，食纳正常，精神健旺。再查血常规亦正常，病告痊愈。

按

眩指眼花，晕即头晕，眼花与头晕并见，合称"眩晕"。轻则闭目即止，重则如坐舟车，旋转不定，站立不稳，甚则突然昏倒。

是证历代医籍均有论述。《内经》有"诸风掉眩，皆属于肝""上虚则眩"，言正气虚木邪干犯，"肾虚则头重身摇""髓海不足则头眩耳鸣"，皆言不足之病。后有仲景以痰饮致眩，丹溪宗河间之论谓"无痰不眩，无火不晕"，景岳治眩专事补虚。陈修园综上说而申论之，他认为，眩晕非外来之风，指厥阴风木而言，与少阳相火同居，厥阴气逆则风生而火发。风生必挟木势而克土，土病则聚液成痰，故仲景以痰火立论。今人受此观点影响，将眩晕分为肝阳上亢、肝火偏盛、肾精不足、痰湿中阻、气血两虚五种类型。肝阳上亢者，滋阴潜阳；肝火偏盛者，清肝降火；痰湿中阻者，燥湿祛痰；肾精不足者，填精补髓；气血两虚者，益气生血，调补脾胃。

本案诚如此例，盖因脾胃为后天之本，气血生化之源，纳少运迟则化源不足，心脉失充，则面色萎黄，心悸气怯。脾虚不能为胃行其津液，四肢不得禀水谷气，气血日益见衰，故见神疲嗜卧、肢懈无力。总缘母病必传其子，子又能令母虚。治以归脾汤加味补养心脾，滋肾填精。

方中参芪苓术、甘草皆为补气健脾之品，血不足而补其气，气旺自然生血，此阳生阴长之义。脾胃为气血生化之源，脾胃运化功能振奋，气血化源有资，故脾能统血。龙眼肉、酸枣仁、当归补血养心，熟地黄、巴戟天、枸杞子、菟丝子、补骨脂补肾填精，俾肾精充实，精血相生，远志能通肾气上达于心，肉桂色赤气厚性热，通血而调气，能鼓舞气血生长，导诸药入营生血，《神农本草经》称其为诸药先骋通使。佐参术芪草等化赤上奉于心，助熟地黄、巴戟天、补骨脂、枸杞子等下行补肾生精化血，精血同源，生生不已，何患血虚不复。余临证凡遇贫血患者，审属心脾血虚，每以上方增减，治愈多人，无不应手奏效。

高血压之一

 病症　　李某，女，52岁，住西文化村，2002年1月14日初诊。情绪波动，忧郁不解，暗动肝火，耗伤肝阴，风阳升动，上扰清窍，以致头胀闷昏晕。遇烦劳或恼怒增剧，烦躁易怒，少寐多梦，耳鸣，血压190/100mmHg，舌红、苔薄黄、脉弦。

▌刻诊　　　　　　　　　　　　　　　　　　　　　　　　≫≫

法当平肝潜阳，清热降火，予天麻钩藤饮加味：

天麻9克	钩藤15克（后下）	生石决明30克	黄芩9克
栀子9克	夜交藤15克	怀牛膝15克	茯苓9克
杜仲12克	夏枯草12克	白芍12克	菊花9克
桑寄生15克			

二诊（1月20日）

药效初显，火热渐降，肝阳潜藏。血压154/90mmHg，眩晕减轻，仍神疲懒言，虚烦，夜不成寐。舌淡苔白，脉弦缓，宜补益心脾，镇潜浮阳。予归脾汤合酸枣仁汤加味：

黄芪30克	党参9克	白术9克	茯苓9克
当归9克	夜交藤15克	酸枣仁15克	远志6克
川芎6克	知母6克	龙骨15克	牡蛎15克
白芍12克	甘草6克	珍珠母30克	

三诊（1月24日）

睡眠明显改善，血压144/88mmHg，头部仍略昏闷，随情志变化而增，食少。上方（二诊方）去川芎、知母，加半夏、陈皮，续服三剂，血压稳定。

高血压之二

病症　　王某某，男，78岁，北草村人，1991年4月15日初诊。两月前因感头晕目眩、四肢逆冷，去医院诊为"高血压""动脉硬化"，服用降血压等药，效果不明显，遂求治于余。

　　见患者面色晦滞，精神萎靡，自觉头晕目眩，头皮顽麻拘胀，四肢冰冷，尤以下肢为甚。时值晚春，终日覆被亦不觉温暖。肌肤麻木不仁，饮食减少，舌质淡、苔白、脉缓弱，血压 190/100mmHg。四肢为诸阳之本，寒邪涩滞经脉，阳气不能温煦四末，故四肢不温。清阳之气不升，阴邪凌空，故而头目昏晕。证属阳气不足、经脉闭塞。治宜益气养血，温经散寒。方拟黄芪桂枝五物汤加味：

| 黄芪15克 | 当归9克 | 桂枝9克 | 白芍9克 |
| 炙甘草6克 | 附子6克 | 生姜12克 | 大枣4个 |

　　上方服三剂后，精神略振，饮食渐佳，四肢较前转温，血压仍高。药已建功，按原方倍黄芪为 30 克，再加怀牛膝 10 克，桑寄生 15 克，又服四剂。此后手足温和，头目清晰，麻木消失，血压降至正常水平，身体恢复健康。

按

　　高血压为西医病名，中西医至今尚无降血压的特效方药。近些年来，中医学家致力于该病的研究，认为血压升高的原因是心、脑、肾三个重要器官血流供求不平衡。高血压是一种机体自稳调节能力的反映，治疗不在于单纯地降低血压，而着重在于调整机体阴阳平衡，以期从根本上解除高血压发生和发展的内在诱因，从而实现人体自稳调节功能恢复正常。上述论点大大拓展了对高血压辨证论治的思路，本案病例就是在这一理论指导下进行的。

　　黄芪桂枝五物汤出自《金匮要略·血痹虚劳病脉证并治第六》。血痹阴阳俱微，寸口关上微，尺中小紧，外证身体不仁如风痹状而设。患者年逾古稀，肝肾不足，阳气虚衰，卫外不固，易招风邪。阴血凝滞，阳气痹阻，血脉运行不利，因而四肢逆冷。肌肤顽麻迭现，经脉涩滞，络瘀血痹，暗合西医所谓之"因全身小动脉痉挛，外周血管阻力增加，血压随之升高"。清浊相干，阴邪窃聚清窍，是以头晕目眩，脉证合参，总属气血俱虚，寒凝经脉使然。方中黄芪益气固表实卫，即古人所谓"气足无顽麻是也"。

桂枝、附子温通经脉；怀牛膝、桑寄生、当归、白芍滋补肝肾，养血通络；姜枣调和营卫，肝肾得养，阴血充足，阳气旺盛，营卫调畅，血压自然趋于正常。

顽固性失眠治验

 病症　　宋某，男，59 岁，住下徐村，2008 年 3 月 10 日初诊。自诉患糖尿病数年，经治疗证情稳定。春节过后彻夜不眠，服安定、阿普唑仑等均无效，又用养血安神中药亦无效，以致患者焦虑万分。

刻诊

　　患者身体消瘦，面色不荣，精神欠佳。昼夜不眠，遇劳尤甚，但不烦躁。舌淡、苔薄白、脉缓弦弱。知乃消渴日久，五内俱耗，精血亏虚，心脾失养，日久脾运失健，停痰化热，扰动心神，使神不守舍，故致失眠。治宜补气养血，滋养心脾。方予归脾汤合半夏秫米汤加苦参龙牡，并针刺风池，晚上睡前灸隐白、至阴、厉兑：

黄芪 15 克	生晒参 9 克	白术 9 克	茯苓 9 克
龙眼肉 9 克	酸枣仁 15 克	远志 9 克	炙甘草 6 克
当归 9 克	秫米 15 克	半夏 9 克	苦参 9 克

　　上方服一剂后，当夜即有睡意。三剂服完，能够进入浅睡眠状态。说明方已中的，毋庸更张，原方再进六剂，睡眠渐趋正常。

癫症治验

 病症　　杨某某，女，19 岁，住雷村，2000 年 1 月 14 日就诊。患者于半月前被父殴打，精神上受了极大刺激，以致精神失常而住院治疗。十多天来，虽狂躁之势稍得控制，但痴呆抑郁之状尚无转机，遂邀余诊治。

刻诊

　　患者形态痴呆，头仰目闭，勉强令睁则目睛上窜，或直视不瞬，神思迷惘，自呼颈项强急，行动小步，诚恐跌仆，喃喃自语，只求速医。舌红苔黄腻，脉弦滑数。此肝气内郁，木郁火动，火动痰生，痰火上泛，扰乱神明，与脏腑之气不接，故而出现种种怪异证象，治当化痰降火开郁为要，予黄连温胆汤加味：

半夏 9 克	陈皮 6 克	茯苓 12 克	枳实 6 克
竹茹 6 克	黄连 6 克	远志 6 克	菖蒲 6 克
葛根 12 克	菊花 9 克	丹参 15 克	龙骨 15 克
甘草 6 克	（二剂）		

二诊（1 月 16 日）

　　服上方二剂，头不甚仰，眼已能睁，转瞬稍灵动；神思较清，黄腻苔略退；脉较前和缓，痰火有敛戢之势，心神呈泰然之象。宜乘胜前进，拟上方化裁。

半夏 9 克	陈皮 6 克	茯苓 12 克	枳实 6 克
竹茹 6 克	黄连 6 克	远志 9 克	合欢皮 12 克

菖蒲 9 克　　　　龙骨 15 克　　　甘草 6 克　　　　僵蚕 9 克

牡蛎 15 克

◤ 三诊（1月19日）◢　　　　　　　　　　　　　　　　　 »

服上方三剂，精神活泼，行动自如，舌净脉缓弱，予上方减黄连为 3 克，续服三剂，平复如初。

脊管封闭后遗症治验

 病症

张某某，女，58 岁，2007 年 5 月 21 日初诊。七年前由于腿痛，某医院用胶原酶脊管封闭，当即有如一股电掣样波流由尾椎向上沿督脉至任脉之天突穴，自感咽喉窒滞梗堵，随之引发几声咳嗽则松解。之后，总感头重脚轻，站立不稳，左右摇摆，行走漂浮，如踩棉絮，头痛如拧，唧唧鸣响。睡觉时自感频频眨眼，总是闭不住。肛门紧收，不能舒张，以致大便形细，有触电感，颇以为苦。七年来经大小医院多方治疗，均无效果，患者已心灰意冷，失去治疗信心。今因外感风热，求余诊治。

◤ 刻诊 ◢　　　　　　　　　　　　　　　　　　　　　　 »

据其咳嗽痰多、咽喉不利，舌淡红、苔黄、脉浮弦数，按风痰挟热干肺论治，拟用止嗽散加味：

荆芥 9 克	桔梗 6 克	百部 9 克	紫菀 9 克
白前 9 克	陈皮 6 克	蝉蜕 6 克	僵蚕 9 克
瓜蒌 12 克	浙贝母 6 克	甘草 6 克	

▲ 二诊（5月26日）

服上方一剂即感身体轻松，尽三剂不仅痰消咽利，且七年顽疾亦明显减轻，步态较前平稳，舌淡苔薄脉缓，药已中彀，毋庸更张，根据"久病入络，久病必瘀"之论点，予上方再加刺蒺藜 9 克，红花 6 克，以搜风疏络。

▲ 三诊（5月30日）

服上方三剂，病去大半，电掣样冲击感消失，行走亦无漂浮感，仍略感身体不平稳，似有规律性。偶有气逆咽喉，引发几声咳嗽，但较前稀少。睡眠仍欠佳，舌淡红右边苔白，脉缓弦，诚似奔豚气病之肝气郁结，化火逆冲。治当疏肝解郁，和胃降逆，务使气血调畅，升降和顺，宗奔豚汤意，处方：

葛根 12 克	半夏 9 克	黄芩 9 克	当归 9 克
白芍 12 克	川芎 6 克	生姜 9 克	甘草 6 克
蝉蜕 6 克	僵蚕 9 克		

服上方三剂，由于药证对应，郁热得清，气血调和，升降有序，气机逆冲之象不复再现，七年顽疾，终告蠲除。

▲ 按

此病是因椎管注射胶原酶导致的不良后果。七年来，患者多方治疗均无效，这次治愈虽出自偶然，回想起来却也切合医理，病机有云："诸风掉眩皆属于肝。"患者头重脚轻，眼闪，站立不稳，左右摇摆，行走漂浮，如踩棉絮，肛门紧收，有触电感等皆属肝风证象。按理平肝潜阳，息风止痉是为的对之治，然而病已七载，诸治备尝，而不愈者，未得其术也。考《临证指南》华岫云谓："经云：东方生风，风生木，木生酸，酸生肝，故肝为风木之。因有相火内寄，体阴而用阳，其性刚主动主升，全赖肾水以涵之，血液以濡之，肺金清肃下降之令以平之，中宫敦阜之气以培之，则刚劲之质，得为柔和之体，遂其条达畅茂之性，何病之有。"其中言明"肺金清肃下降之令"亦能影响肝木条达畅茂之性。

病机既明，方治自不难理解。止嗽散是清代医家程钟龄所制，方中荆芥祛风解表，桔梗、陈皮、白前利气化痰；百部、紫菀理肺止嗽；甘草调和诸药，同桔梗则开上宣肺；再加蝉蜕、僵蚕化痰散结，息风止痉；瓜蒌、浙贝母清热散结，化痰止咳。俾肺金清则肝木自平。药进三剂，除痰消咽利外，七年顽疾也明显减轻，自感身体轻松步态平稳。更参"久病入络多瘀"之理，在一诊处方基础上加红花、刺蒺藜搜风疏络。药证相应，病去大半，收到了预期效果。

肺金清肃之令下降，肝木渐趋条达畅茂。虽然病去大半，毕竟病已七载，久治不愈，难免令患者恐惧紧张。长此以往，顾虑重重，情志抑郁，郁久化火，气火随冲脉和肝胆经脉上冲，而致余邪久羁不易尽除。思《金匮要略》有云："奔豚病从少腹上冲咽喉，发作欲死，复还止，皆从惊恐得之。"恰与此病证情颇合。故宗奔豚汤意加减，方中半夏、生姜降逆，葛根、黄芩清热，当归、白芍、川芎养血调肝，甘草缓其急迫，加蝉蜕、僵蚕意在化痰散结，息风止痉。仅三诊服药十余剂。俾气血调和，升降有序，七年痼疾，竟获痊愈。

此证属于偶中，一点心得不敢自秘，公之于众，或许在理法的思路上有所拓展。见解抑或粗浅，不妥之处在所难免，望同道不吝指正。

心房颤动治验

病症 李某某，女，48 岁，住西巷，2006 年 7 月 20 日初诊。自诉既往有冠状动脉供血不足，心肌缺血病史。近来家务繁忙，又给建筑队做饭，劳累过度，晨起时自感头晕心慌，胸闷少气，恍惚站立不稳。即去医院检查，心电图提示总博 208 个，心房颤动并室内差异性传导。病家信任，求诊于余。

▌刻诊 ▌ ▶▶

见患者面色青白，手足清冷，心慌气短，胸闷头晕，视物昏花，心神无主，阵阵欲擗地。口唇紫绀，舌淡紫苔薄，脉三五不调，此胸中阳微，阴邪乘虚上逆，闭塞清旷之区，为阳气虚衰、阴寒内盛之象。急当回阳救逆，温补心肾。予桂附理中汤：

附子 24 克	干姜 15 克	炙甘草 15 克	桂枝 12 克
白术 15 克	生晒参 10 克		

▌二诊（7 月 24 日）▌ ▶▶

患者至家立即煎药，服头煎后，阳气即有来复之象，四肢渐温，精神略能自主。三剂服完，面色渐润，短气胸闷，明显改善，心律整齐，舌淡苔少，脉迟缓。于上方加黄芪 30 克，当归 10 克补气养血（三剂）。

三诊（7月27日）

上方服后，精神转佳，脉仍沉迟。脉诀云："迟为脏病，属脏属寒。"虽心肾之气得阳之助，略有起色，然精能化气，元精不充，终难生生不已。故于上方合当归补血汤再加肾四味，补坎填离，以培其本，处方：

附子 24 克	干姜 15 克	炙甘草 15 克	桂枝 12 克
白术 15 克	生晒参 10 克	黄芪 30 克	当归 10 克
巴戟天 10 克	补骨脂 10 克	菟丝子 12 克	淫羊藿 12 克

继服六剂，六年来未再复发。

按

心为诸脏之主而藏神，居胸中阳位，为阳中之太阳。通于夏气，诸阳受气于胸中，必胸次空旷而后清气转运，布息展舒。若胸中阳微不运，久则阴乘阳位，或寒邪直犯心君，致心火衰极，故有胸满、气短、心悸等症。面青肢冷，舌滑不渴，为阳气衰微之证，心阳受损，力求补偿，形成假性兴奋，其脉反见急促之候，治当速复其不振之阳。

唐容川有云：人生初胎，以先天生后天，既育之后，以后天生先天，脾胃为后天之本。若中气大虚，元气亦不绝如缕，此时但温不补，何以救逆。桂附理中为先后天并补之方。其中理中汤温培中阳之气，正如程郊倩所云："阳之动始于温，温气得而谷精运。谷气升而中气赡，故名理中。实以燮理之功，予中焦之阳也。若胃阳虚即中气失宰，膻中无宣发之用。六腑无洒陈之功，犹如釜薪失焰，故下至清谷，上失滋味，五脏凌夺，诸证所由来也。"方中人参、白术、甘草补脾胃之虚，干姜温中散寒，俾中阳得运，升降复常，则气血和调于五脏，洒陈于六腑，而后天之本建矣。加附子挽欲绝之真阳，复兴机体沉衰的新陈代谢功能；桂枝辛温助火通阳，振奋阳气，温通血脉，配伍甘草则温补心阳，养心定悸。

又《伤寒论》21条云："太阳病，下之后，脉促胸满者，桂枝去芍药汤主之。"

刘渡舟老师盛赞此方"为心脏病蒿矢，它是第一张治疗心脏病的药方载入史册。它科学地记录了脉促胸满的心病主脉主证，这是一个了不起的贡献"。紧接着22条云"若微寒者，桂枝去芍药加附子汤主之"。此为心阳虚累及肾阳之虚，故加附子助肾阳，亦可增加温通心胸阳气的作用。

综上所述，虽然中医学没有心房颤动这个病名，但与胸满心悸短气脉促等症却十分类似，临床上中医以辨证论治为前提，只要病机表现出阴寒邪盛，心胸阳气不振，或兼肾阳虚损之冠心病、心房颤动等心脏病，运用桂附理中汤加减化裁，每能收到预期的效果。

心绞痛治验

 病症 余之挚友，2018年春节过后，自感阵发性胸闷、胸痛，遂去医院检查，诊断为冠心病、心绞痛。屡用扩张血管、抗凝血治疗，心绞痛仍不时发作。近日由于发作频繁，西医建议做进一步检查，可放置支架。因对支架顾虑重重，故商治于余。患者素来体丰，痰湿之体可知。

▌刻诊 ▶　　　　　　　　　　　　　　　　　　　　**»»»**

患者面色暗滞，口唇淡紫，头晕心悸，胸背掣痛。自感胸部拘紧牵急很不自然，发则自汗涔涔，心中恐慌，脘腹痞满，剧则欲呕，舌暗红、苔白厚，舌底静脉紫粗，脉沉缓涩。显系痰瘀阻遏于胃之大络，心脉为之痹阻。先以针刺两侧内关穴通其心气，刹那即感心胸豁然爽朗，室闷顿消。继则心胃同治，痰瘀共消，予通阳宣痹、和胃涤痰、活血化瘀之品。方拟十味温胆汤加味：

半夏 9 克	陈皮 6 克	茯苓 12 克	枳实 9 克
竹茹 9 克	酸枣仁 12 克	远志 6 克	菖蒲 6 克
党参 9 克	生地黄 12 克	瓜蒌 15 克	薤白 9 克
丹参 15 克	川芎 9 克	炙甘草 6 克	

◤二诊（3月16日）▸ ≫

服上方三剂后，精神较前振作，胸闷减轻，气息较顺。咳痰减少，心绞痛发作较少。但发作时仍胸中闷痛，不断汗出，心慌气短，舌苔较前变薄，舌底静脉紫粗，脉沉缓涩。虽证情明显缓解，但心脉痹窒、气滞血瘀显而易见。继续针刺内关、公孙、厉兑。更加强活血化瘀力度，方用变通血府逐瘀汤：

当归 9 克	川芎 6 克	肉桂 6 克	瓜蒌 18 克
薤白 9 克	桃仁 9 克	红花 9 克	枳壳 6 克
桔梗 6 克	怀牛膝 18 克	柴胡 9 克	半夏 9 克
赤芍 9 克			

◤三诊（3月19日）▸ ≫

上方服三剂，胸背憋闷彻痛均有减轻。头晕、心慌、心悸、短气，自汗仍不时发作。全身寒冷，手足麻木，面色暗滞，口唇淡紫，舌暗红、苔薄白、脉缓涩，此气虚血瘀。因气足无顽麻，血得温则行，遇寒则凝，补气活血化瘀是的对之治。方拟补阳还五汤化裁：

黄芪 30 克	当归 9 克	赤芍 9 克	川芎 10 克
桃仁 9 克	红花 10 克	瓜蒌 15 克	薤白 9 克
半夏 9 克	远志 6 克	水蛭 3 克	肉桂 2 克

（后二味共为细末，分两次冲服）

上方服三剂，病情减轻大半。头晕胸闷心悸、胸背彻痛很少发生。由于屡次心绞痛均伴大汗淋漓，此时不但阳虚而血行不利，心阴亦为之耗损许多，身体乏困，舌暗红少苔，是其明症。脉搏虚缓细，更与上方合生脉散，扶阳助阴，和血消瘀，以治其本。再服上方五剂，元气始振，心阴得充，精神振作，所谓正足邪自消。自此瘀阻渐得消融，心脉通畅。胸闷、胸痛、心悸、汗出未再发作。说明药已中彀，毋庸更张，继以上方十余剂，诸证悉除。至今年余，未再复发。

心肌梗死救治纪要

魏某某，男，66岁，住北关村，2015年10月19日初诊。患者自10月14日起感胸闷痛短气，即往县医院检查，心电图显示大面积心肌梗死，冠状动脉血管有一根完全堵塞。化验肌红蛋白值高达1000单位以上，医院做了急救治疗后建议立即转省里医院救治。由于患者病情危笃，未到西安已濒危，随即就近入唐都医院治疗。闻得患者是急性心肌梗死，先以救人为急务，医护人员全力以赴立即展开全面抢救。分别查心电图、装置呼吸机、吸氧、做生化检查、静脉给药等。就这样紧张了两天三夜，一度出现尿闭，及时给予透析治疗。之后病人出现极度烦躁，挣扎得大汗淋漓湿透衣襟，家属几人守护床边不能制止，因之要求医院做进一步检查给出结论。主管医生认为，由于患者心肌梗死面积大，即或将梗死的血管打通，坏死的心肌细胞也实难恢复，且患者肌红蛋白竟高达 1000 多单位，较正常值高出数倍。若在医院继续救护，约能存活六七天，回家最多不过三天，说不定半路就有危险。家属随后决定回家以备后事，在返回途中，患者烦躁程度较前减轻，当日即请某医院中医诊治，危象未见减轻。10 月 19 日早，患者家属邀余出诊，言其兄病情危殆，救治不容或缓。

▌刻诊 ▌ »

见患者躺卧床上，一边给氧一边输液（肌苷等药）。观其面色晦滞，表情低沉。舌强言謇，令伸舌，短缩难出，其色淡红，诊脉三五不调，头脑昏晕，心胸窒闷难堪，但呼吸短浅，能喝点稀粥，大便色暗溏稀，带有胶黑黏腻小块状物，小便经透析后基本通利。

综合以上见证，均为气血虚衰、营行障碍所致。复因大汗伤津亦伤阳，津血同源，盖心以血为体，以阳为用。心血和心阳偏衰均能引发心肌梗死，心脉阻滞，营卫涩少，窍络失濡，故有舌强言謇、舌短难伸、脉动悸等证，法当养血扶阳。予炙甘草汤：

炙甘草 12 克	人参 9 克	生地黄 48 克	麦冬 18 克
桂枝 9 克	阿胶 6 克（烊化）	火麻仁 6 克	生姜 9 克
大枣 10 个			

上九味，添水后更加白酒两盅，先煎前八味，药成纳阿胶烊化，分两次温服。

为了争取治疗时间，先行针刺患者两侧前臂之内关穴，针尖朝上，又配公孙、厉兑，中途行针一次，半小时后起针。问患者感觉如何，答曰：较前轻松好多。家属不解地问道，扎针怎么效果如此快捷？答曰："针刺能够通利经脉之气，气为血帅，气行则血行，血行则梗自消矣。"（笔者认为，紧急状况针灸是救命的仙丹，舍此任何打针服药都缓不济急。）

服药一剂后，证情稳定，精神好转，呼吸平稳，结代脉显减，嘱其继服一剂，以观其效。

21日清早，病情骤变险恶，大有狂澜无制之势，至危之候，患者神倦欲眠，舌强言謇，出现幻觉，手指偶尔蠕动，大便溏灰，日泻四五次，口干咽燥，舌鲜红、苔剥如锦，诊脉躁盛。

细思此证，乃少阴从阳化热之兆；神倦欲眠，属少阴但欲寐之象；舌强言謇乃心液所伤；津液被劫，脑失所养，故有幻觉出现；脉躁盛说明正气尚能与邪气纷争；手指蠕动为痉厥之渐；此时大便溏而频，愈能促其劫液。故遵吴鞠通所训"下后大便溏甚，周十二时三四行，脉乃数者，未可与复脉汤，一甲煎主之"。余临症曾经验证，确实有效。故先予生牡蛎60克捣细水煎，白天分三次温服，夜间继用一甲复脉汤，复其津液，正如吴鞠通所谓"俾阴复则阳留，庶可不至于死也"。

炙甘草18克　　　生地黄18克　　　白芍18克　　　麦冬15克

阿胶9克（烊化）　牡蛎30克

上方服一剂即化险为夷，精神好转、言语渐清，幻觉、手指蠕动均已消失，大便转稠，一日只解一次，口干咽燥减轻，舌鲜红剥苔见退，脉亦较前和缓许多，与前日判若两人，说明药已中的，毋庸更张，宗前方继进。

10月26日，又邀余至其家，见患者已经自坐客厅看电视，询之诸症悉减。唯今晨感觉咽喉疼痛，视之微红肿，舌红而剥，脉弦数，此热邪劫阴，为少阴阴火上扰之故。当遵叶氏所谓："入营犹可透热转气。"故予上方再加金银花、连翘清热解毒，桔梗入肺辛开苦泄，宣通肺气利咽止痛，合上方共奏透热转气之功，并加针刺少商、商阳出血，以泻太阴、阳明之毒热。

10月28日，咽痛渐消，精神较前恢复，食纳有增，二便正常。舌暗红津少，脉虚数，时有结代但指下已有冲和之象，此少阴津血俱虚，无以充盈心脉，吴鞠通谓"因少阴藏精，厥阴必待少阴精足而后能生，复脉者乙癸同源也"。故继续与复脉汤合天王补心丹化裁，滋养肝肾，调畅心脉，养心安神：

生地黄 18 克	白芍 18 克	阿胶 6 克（烊化）	麦冬 15 克
牡蛎 30 克	鳖甲 24 克	丹参 15 克	柏子仁 9 克
远志 6 克	炙甘草 18 克		

服药三剂后证情稳定，已入坦途。30 日，家属要求去医院做全面检查，其结果如下：

心电图示：

1. 窦性心律伴异位转动
2. 电轴不偏
3. 房性早搏二联律
4. 前间壁心肌梗死，时期不明
5. T 波改变
6. 标肢导低电压

CT 示：

1. 双肺下叶炎症
2. 双侧胸腔积液
3. 心包积液

B 超示：

1. 脂肪肝
2. 右侧胸腔积液

此后，继续以中药调理月余，患者身体日益好转，逐渐恢复健康，病愈后尚可带领工程队搞建筑，至今已有六年，健康如初。

▶ 按

心肌梗死是用现代检测技术得出的病名，乃危及生命的险恶病证。权威医院能够下此结论，说明此时已失去救治机会或无相应的救治措施。当然中医更无应对的方药，因为它是两个不同的理论体系。此例之所以救治成功，就是不折不扣地忠诚于传统中医的辨证论治，方证对应。

《伤寒论》17 条有云"伤寒、脉结代、心动悸、炙甘草汤主之"；又《金匮要略·血痹虚劳病脉证并治第六》载炙甘草汤："治虚劳不足，汗出而闷，脉结悸，行动如常，不出百日，危急者十一日死。"正如尤在泾所释"结脉是营气不行，悸则血亏而心无所养，营滞血亏，而更出汗岂不立槁。故虽行动如常，断云不出百日"。

此例病人，在初诊就表现为阴阳不足，气血虚衰，心脏本身失于阳气的温煦，阴血的滋养，故用炙甘草汤。方中炙甘草甘温和中，健脾益气，助后天生化之源，则可达养血定悸之功。生地黄、麦冬、阿胶、人参补养心阴，火麻仁通利小肠经脉，促进心经气血运行（现代药理学研究火麻仁对于心肌细胞有修复作用）。徐灵胎所谓"阴凝燥气非阳不能化"，故于甘寒滋阴之品加桂枝、生姜、白酒，使无结滞之患，方证对应，效果显著。

服炙甘草汤后，正气初复，从阳化热，正气奋起与邪气抗争，伴发厥阴心包风阳发动之征，既有神倦欲眠之少阴但欲寐证，又有阴津被劫、心液所伤之舌强言謇、幻觉、手指蠕动、口干咽燥、脉躁盛、舌鲜红而光剥如锦等亡阴证。当时大便溏而频，故遵吴鞠通"救阴药多滑润，诚恐反为泻阴之用"，故先予一甲煎，此药单用力大，"既能存阴，又涩大便，且清在里之余热，一物而三用之""复阴之中预防泄阴之弊"。是夜继用一甲复脉汤去火麻仁。方中白芍、甘草酸甘化阴，生地黄、麦冬、阿胶滋阴养血，牡蛎育阴潜阳，俾津血充养，而心脉自营，阴复则阳留，故病情很快化险为夷。说明我们抓住了病机，如《内经》所谓"谨守病机，各司其属，有者求之，无者求之，盛者责之，虚者责之，疏其血气，令其条达，而致和平，此之谓也"。

随后根据证候演变的不同阶段，遵叶氏"入血犹可透热转气"和吴氏"少阴藏精，厥阴必待少阴精足而后能生"，拟定了滋养肝肾，调畅心脉、养心安神之方，使证情步入坦途，为之后的治疗赢得了时间，铺平了道路。

值得一提的是针刺对于救治胸痹心痛能挽危亡于俄顷，确属难能可贵，亦经得起反复验证，因此我们有必要不断临证研究总结，发扬光大。

早年余读著名医家刘炳凡治疗此病，除用药外，同时针刺两侧前臂之内关穴，脉厥不至针尖向上，用补的手法；脉出痛不止针尖向下，用泻的手法；针入则气通，痛止脉回。余每用于临床，屡验不爽。如2007年秋月，诊所北邻李妪，突然昏倒在地，不省人事，患者家人急邀救治。患者当时心跳已停，立即边下针内关，边做人工呼吸。约五六分钟左右，患者长出一口气，心跳恢复。继续治疗，康复如初，凡见者皆感叹不已，异口同声谓之神奇，故余每称此穴为救命仙丹。

考《灵枢·经脉》篇有云："手心主之别，名曰内关，去腕二寸，出于两筋之间，循经上系于心包络心系。实则心痛，虚则烦心，取之两筋间也。"古人认为心君不可受邪，邪只能侵犯心包络，因是说明内关就是主治胸痹心痛之要穴。公孙穴主冲脉，是脾经之络穴，能够协调阴阳。倪海厦先生经验：公孙穴能治胃病、心脏病、咳喘肺病、心脏肥大。有歌诀云"公孙内关胃心胸"。厉兑穴是足阳明之井穴，古人的经验："病在脏取井穴。"倪海厦先生也用过，治动脉血管堵塞针一下去，患者感到有人在里边清扫，速度就那么快，可见这三个穴位的确对胸痹心痛有立竿见影的疗效。

"针"治胸痹心痛之所以有奇效，是因心胃同治的结果，盖脾胃为后天之本，五脏六腑、四肢百骸皆赖其养，针公孙、厉兑，通脾胃以资心脉。《内经》云："胃之大络，名曰虚里，贯膈络肺出于左乳下，其动应衣，脉宗气也。"说明心胃同治是取得奇效的根本原因。

头痛治验

病症　　杨某，女，37岁，住城内，2007年1月24日初诊。头疼七八年，时好时犯，未为在意。此次发作不比往常，病势颇剧，疼痛难忍，坐卧不宁。中西药杂投，服用过正天丸、西比灵等，丝毫无效，求诊于余。

刻诊 »

见患者形体尚可，唯头疼不已，夜半后尤甚，余时痛缓。细思夜半乃至阴之时，阴寒盛极，一阳复始之际，阳欲萌动为阴所阻，以致上下格拒，交通受阻，故于子时头痛剧烈。《素问》云：头疼颠疾，下虚上实，过在足少阴巨阳。考《普济本事方》有玉真丸，"治肾气不足，气逆上行，头疼不可忍，谓之肾厥"。与此证颇合。遂书：

硫黄30克　　石膏15克　　半夏15克　　硝石15克

研细末和匀，生姜汁调和丸如梧桐子大，阴干，每服二十丸，米汤饮下。服两日痛缓，三日痛止，一料服完其痛如失，始知古人不我欺也。

偏头痛治验

病症　　党某某，女，65岁，住通积村，2008年9月5日初诊。左侧眉棱骨，偏太阳穴处，时发掣痛波及牙痛，发作时，痛不可忍，平时不可触动，吃饭、口舌活动均得小心翼翼，每因吃饭证情加重，颇以为苦。历时半年之久，屡经中西医治疗，均无显效，求诊于余。

刻诊

见患者病容痛苦，每惧电掣样剧痛，连发笑都可诱发。大便干燥，每周一次，寐差，舌淡红、苔薄、脉弦缓。正如《素问·方盛衰论》所云"气上不下，头痛颠疾"。此证乃少阳经所络属，痰瘀阻滞，清阳不达，浊荫翳蔽，不通则痛，痛处固定即是明证，思散偏汤具有行气活血、舒郁止痛之功，与此证病机颇合，遂书散偏汤加味：

川芎 30 克	柴胡 4.5 克	白芍 15 克	白芷 9 克
郁李仁 12 克	白芥子 9 克	香附 6 克	甘草 6 克
细辛 3 克	全蝎 3 克	蜈蚣一条	（后二味为细末分冲）

二诊（9月10号）

服上方三剂，头痛明显减轻，可以发笑，但高声说话、翘嘴时容易引痛。大便调和，二日一次，小便较频，牙痛消失，舌淡苔薄，脉弦缓。根据久病入络，上方去细辛加活血通络之品，遂处方：

川芎 30 克	柴胡 4.5 克	白芍 15 克	白芷 9 克

郁李仁 9 克　　　香附 6 克　　　白芥子 9 克　　　甘草 6 克

桃仁 9 克　　　　红花 6 克　　　当归 9 克　　　　全蝎 3 克

蜈蚣一条　　　（后二味为细末分冲）

上方连续服十余剂，疼痛渐消，病告痊愈。

三叉神经痛治验

病症　　奚某某，男，77 岁，住县城，2019 年 3 月 11 日初诊。右侧面部阵发性抽掣剧痛，已有三个多月，医院诊断为三叉神经痛，予卡马西平等药，起初尚可缓解疼痛，长期服用效果不再明显，如若再不好，就得手术，因此浼余用中药治疗。

刻诊

　　见患者面色暗滞，自述三个月来右侧下关穴处阵发性电掣样剧痛，同时抽掣上门齿剧烈疼痛，发作时不能坐卧，只能捂着脸来回顿足走动，不由自主地吸咻求其缓解，痛处不可触动，张口、嚼食即可诱发。询其大便五六日一解，查舌暗红、苔白，脉沉弦。细思此证脉沉为里实而多寒，弦脉有余为阳主痛，表现为阴中有阳、阳中有阴之候，大便五六日一解乃寒实闭郁，壅遏上逆，气血痰瘀之，邪客于厥阴、阳明、少阳之经，是为偏痛不移。非寻常之证，诚属顽固偏僻难拔之积。《金匮要略·腹满寒疝宿食病》篇有云："胁下偏痛，发热，其脉弦紧，此寒也，以温药下之宜大黄附子汤。"古人通过实验，认为凡是一侧偏痛，大概都属寒实，可用温药下之。这是一个规律，余宗其意，以为偏头痛虽非胁下偏痛，总是痛在偏侧，只不过上中下不同而已，故毅然处大黄附子汤加味：

大黄 9 克	附子 9 克	细辛 6 克	白芍 30 克
炙甘草 9 克	白芷 9 克	川芎 6 克	全蝎 3 克
蜈蚣 1 条	（后二味共研细末分冲）		

据患者反馈，先煎上方一剂，服头遍后，疼痛即感减轻。二遍服完疼痛已减大半，继续服完三剂其痛如失，两年多来未见复发。后来又有本县大杨张王庄许水钗患右侧三叉神经痛数年，久治无效，余予此方三剂，服药已，病亦愈，至今未复发，可见此方经得起反复验证。

脑后拘麻治验

病症　　郝某某，女，21岁，住白中，2000年3月7日初诊。小时候不慎跌倒，头后部受伤。当时肿胀疼痛，经治肿消痛之后，头后部拘麻久久不除。继续治疗数月，拘麻消失。高考在即，功课紧张，伤处偶感不适，未为介意。当年没有考中，补习一年又未录取，今年欲中心切，近来愈觉上课注意力不集中，头后板滞。自觉脑后已形成固定不移的有形板块，深以为苦。学习没效率，顾虑重重。遍求名医治之周效，经人介绍前来诊治。

刻诊 »

　　见患者脉舌无异，唯脑后拘麻固定不移，注意力不集中。细思此证有外伤史多年，虽症状消失，但疤痕犹存，验云：至虚之处便是容邪之处。连续两年没有考中，急切心情可想而知，经云：心气急则气道约，气为血帅，气滞则血行不畅，络道不通。脑后为太阳经所过，故有拘麻板滞之感。治当活血通络兼疏太阳，处方：

生地黄12克	当归9克	赤芍9克	川芎6克
枸杞子12克	菊花9克	红花6克	羌活6克
防风6克	刺蒺藜9克	甘草6克	

服上方二剂，病已强半，患者喜形于色，续服二剂后诸证悉除。

　　方中杞菊四物养血活血，刺蒺藜、红花活血通络。高巅之上，唯风所到。故用羌活、防风祛太阳经之风寒为之导引，使养血活血之药直达病所。甘草调和诸药，由于药证相应，因之效若桴鼓。

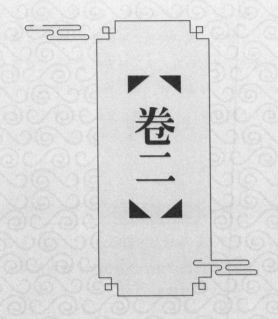

卷二

火郁头面赤痛治验

病症 景某某，男，52岁，城关镇干部，1994年3月10日初诊。外感头痛廿余日，历经数医；或以外感，用辛温发散；或以热留膜原，予达原饮宣疏通透；或以为有炎症，用头孢霉素、螺旋霉素等消炎。中西杂治半月有余，终未获效。又去西安某老中医处按阴虚予六味地黄汤，当夜小便频数，几未成眠。翌晨头面疼痛非但无减，反而增剧，遂浼余诊治。

刻诊 ▶▶

见患者面色潮红，心烦不安，不时发出吸哧之声。自言头面骨骼疼痛连齿，不可触按，痛苦不堪。自觉面部阵阵烘热，全身困楚，发热微恶风寒，时或微汗。询之口渴但不多饮，脘痞食少。嗳气频发，大便尚可，小便深黄，舌红、苔黄腻、脉浮弦数。

统观以上脉证，诚属风寒外闭、火邪内郁之候。因风寒外闭，阳气怫郁肌表，邪无从出，郁久化热。是以头面骨骼疼痛，全身困楚，阳明经行于面，因火为邪即为烦逆，所以头面潮红，阵阵烘热，脘痞食少，嗳气频频。乃属胃失和降之故，舌红、苔黄腻、脉浮弦数，正是火郁之征。宗《内经》"火郁发之"之旨，先针刺合谷、太阳、下关，疼痛迅即有所缓解，再予芎芷石膏汤加味：

川芎 6 克	白芷 9 克	石膏 18 克	藁本 9 克
羌活 6 克	菊花 9 克	细辛 3 克	僵蚕 9 克
蔓荆子 9 克			

服一剂病愈强半，再剂头面赤痛顿除，脘痞食少，嗳气不除，舌苔黄、脉弦滑。此胃热脾寒，土虚木乘，胃失和降之候。当予半夏泻心汤、旋覆代赭石汤化裁：

半夏 9 克	党参 9 克	黄连 3 克	黄芩 9 克
炙甘草 9 克	干姜 9 克	旋覆花 9 克	生代赭 3 克
大枣 4 个			

服二剂后黄苔退去，胃和纳增，病告痊愈。

颜面赤热治验

> 张某某，女，37 岁，住林皋镇，2005 年 3 月 19 日初诊。颜面红赤，自觉发热，扪之亦然，两月有余。多方治疗均未见效，经人介绍，前来诊治。

刻诊

面赤如妆，触之灼热。头面为诸阳之首，颜面赤热当以阳热亢盛为的对。治寒以热，理所当然。细辨之，此例则不然，面虽热赤而口不渴，大便长期溏薄，每日 2~3 次，下肢畏寒，舌青、苔薄白、脉缓弱。

观其脉证显系中阳下陷、脾土虚弱而不能伏火，火不潜藏，阳气浮越于上使然。治当温阳祛阴，补土伏火，交通上下，引浮阳归根。予附子理中汤合潜阳丹：

| 附子 30 克 | 砂仁 9 克 | 龟板 6 克 | 炙甘草 15 克 |
| 白术 9 克 | 党参 9 克 | 干姜 9 克 | |

服药三剂，证愈强半。效不更方，又进三剂，服后面不赤热，病告痊愈。

眼肿如桃治验

 病症　　梁某，女，40岁，住西固区，2008年3月8日初诊。自诉昨日面目肿胀，初未介意，只在当地治疗，服用清热解毒药物，非但没有见效，反而今晨两眼肿胀如桃。左侧尤甚，皮色发亮，不甚红赤，眼不能睁，用手亦掰不开。鼻柱口唇俱肿，鼻窍被堵，通气困难，凭口呼吸。吃饭行动只能凭右眼微睁略视，左手背高肿，小便短少。证情表现比较严重，特来求诊于余。

▌刻诊▐

察之，舌红、苔白厚、脉浮滑数。此乃叶氏所谓湿热之邪干犯阳位，气壅不通之风水，法当清宣上焦，予枇杷叶煎加味：

枇杷叶9克	杏仁9克	栀子9克	淡豆豉9克
滑石18克	通草6克	荆芥9克	防风9克
薄荷3克	薏苡仁15克	甘草3克	白茅根30克
茯苓12克	（三剂）		

▌二诊（3月11日）▐

上方服一剂，眼肿明显消退。患者大喜，五时起床煎药，冀其药力相继。后两剂服完，面目肿胀消减大半，手背肿全消。唯干咳，心中惶惶，汗出恶寒。舌苔白、脉缓弱，知肺气宣通，三焦水道调畅，尿利肿消，湿热俱去。更宜益气健脾，通阳利水，予防己黄芪汤加味，以善其后：

| 黄芪 15 克 | 防己 12 克 | 白术 9 克 | 桂枝 9 克 |
| 茯苓 12 克 | 杏仁 9 克 | 生姜 9 克 | 大枣 4 个 （三剂） |

服上方三剂，肿消咳止，一切趋于正常，其证痊愈。

 按

此证属风水，风为阳邪，而犯人体高位，故《内经》云"面肿曰风"。由于风邪犯肺，肺气壅闭不能宣通，致三焦不能正常布散。湿热干犯阳位，入肺为喘，乘脾为胀，随着处为甚。故见面肿、眼肿如桃。叶氏根据《内经》"从上之下者，治其上，与从上之下而甚于下者，必先治其上，而后治其下"的治疗原则，仿徐之才"轻可去实"之义，用杏仁微苦降肺气，枇杷叶辛凉开肺气，滑石、薏苡仁、通草、茯苓淡渗利湿，栀豉宣其陈腐郁热，诸药合和，水道调畅自然溺利肿消。因此证来势迅猛，必然玄府为风邪郁闭，热郁故加荆防薄荷，增其宣肺发表之力，白茅根淡渗利湿，俾上焦宣通，肺气清肃，气化治节之令行，药证切合。因而奏效甚捷。

颜面麻木不仁

病症　　　高某，男，65 岁，住尧禾村，2014 年 4 月 22 日初诊。两年前冬季冒风雪外出，事后自觉颜面麻木，且感觉迟钝，多方治疗均无效果，经人介绍，求诊于余。

患者面色晦滞不泽，自诉颜面经风雪外袭后已历两年之久。抓之感觉迟钝，掐之木痛，余则正常别无不适。细思此病已久，颜面为阳明之域，多气多血之经。风寒外袭，必缘肾气素虚，坎阳内弱，脉络遇寒则绌急。未能及时正确辨证治疗，延误病机，致使寒滞经脉，气血运行失畅，是以颜面麻木。舌暗红苔白，脉迟缓，法当温经助阳，祛风散寒，拟用麻黄附子细辛汤加味：

麻黄9克　　　附子9克　　　细辛9克　　　川芎6克

白芷9克

连服上方三剂，感觉减轻大半。患者喜形于色，自言"就像另换了一张新脸一样"。脉舌无异，效不更方，继服上方三剂后，只留眼眶周围略有麻木外，余均正常。继续服用上方三剂，一切恢复正常。

按

麻黄附子细辛汤本有温经发汗、表里两解之功。主治太阳少阴两感为病，今移治颜面麻木而获良效。方中附子温肾阳通行十二经，伍以麻黄发散在外之寒，细辛味辛苦性热，通阳破阴，既能解在表之寒邪，又能温少阴里寒。与麻黄、附子配伍，祛风散寒、温经助阳之力更大，故治沉寒固冷当为首选。又阳明主面，白芷能解利头面皮肤之寒邪风痹，加之以为导引。久病入络，川芎辛温升散，活血以行络，寒邪祛散，经脉温通。药证切合，能不效乎？

午后发热治验

病症　　　杨某某，男，74岁，住大杨村，2008年10月20日初诊。每日午后三时至十时，发热约半月余，其本人是医生，自配方药治疗无效，即住院治疗。医院未查出发热原因，予退热、补液等综合治疗，体温仍于每日午后三时许升高至37.8℃，十时许逐渐趋于正常。患者于是找余为之诊治。

刻诊

患者体倦乏力，身重酸困，关节微痛，头晕微恶风，食欲不振。腹满大便溏而不爽，小便黄，旧有前列腺炎，舌淡红、苔黄滑、脉缓弱。此风湿在表，湿流关节，久而化热之象。法当宣化祛风，清利湿热，予麻杏薏甘汤合黄芩滑石汤：

麻黄 3 克	杏仁 6 克	薏苡仁 9 克	黄芩 9 克
滑石 9 克	茯苓皮 9 克	大腹皮 6 克	白蔻仁 3 克
通草 3 克	猪苓 9 克	甘草 6 克	

二诊（10月23日）

上方服一剂，证愈强半，尽二剂，午后已不发热。但病久气液耗伤，虚羸少气，气逆微呕，舌红、苔心黄、脉细缓，小便黄，予竹叶石膏汤，以滑石易石膏，三剂而安。

宿食发热

病症 某妪，80岁，住侯家西塬，2014年11月16日初诊。因患脑梗一侧偏瘫已数年，行动不便，每日或躺卧于床或坐于轮椅。数日前午后，突然发热38℃，家人即予荆防冲剂，服药后午后仍热，又予上药合小柴胡冲剂，连续服用二三日，发热仍旧不退，邀余往诊。

刻诊 ≫

见患者精神不振，脘腹满闷，饱嗳酸腐。查舌苔白厚、浊腻、脉弦滑。询得前几日食用一个肥肉夹馍后，次日午后即发热。知此证乃食滞中焦，运化受阻，升降失职。郁滞而发热，非外感发热可比，荆防、小柴胡冲剂因之无效。当消食导滞，方拟曲楂平陈汤加味：

藿香9克	苍术9克	厚朴9克	半夏9克
陈皮9克	茯苓9克	砂仁6克	神曲9克
山楂9克	甘草6克	生姜9克	

服上方两剂食消热退，诸证顿除，病告痊愈，诚乃"肠胃洁，营卫畅"之明证。

热伤气营（结核性脑炎）案

病症 石某，男，50岁，住北关村，2003年3月12日初诊。患者1月曾患结核性脑炎，在西安医院治疗，症情得到控制后，回家休养，一向情况尚可。一星期前，因外感引起发热，经抗菌消炎解热等治疗后，热势稍挫。继于每天下午五六时后发热，渐至39℃以上。其间西医肌内注射阿尼力定、链霉素，输水杨酸钠等，汗出热退身凉，每天如此，无奈邀余诊治。

▌刻诊 ▌

由于患者肌内注射过阿尼力定，晚上八时多脉静身凉，舌中剥两边略有白苔，疑为阴虚外感，因予加减葳蕤汤：

玉竹9克	白薇9克	桔梗6克	薄荷3克
甘草6克	淡豆豉9克	生姜3片	大枣3个　（一剂）

▌二诊（3月13日）▌

服上方，下午又发热，神智昏蒙，讲话颠三倒四，全身满布隐疹。舌绛红，舌体两边少有白苔，脉浮细数，应为热伤气营。遵叶天士"在卫汗之可也，到气才可清气，入营犹可透热转气，入血就恐耗血动血，直须凉血散血"。因之即行透热转气，予银翘散合清营汤化裁：

荆芥9克	薄荷3克	桔梗6克	甘草6克
牛蒡子9克	淡竹叶6克	生地黄12克	元参9克

麦冬 9 克　　　石膏 15 克　　　金银花 9 克　　　连翘 9 克

牡丹皮 9 克　　　（一剂）

服一剂，高热降至38℃，再未超过38.5℃，神清，隐疹收没。但又发呕吐，脘腹满闷，不思饮食，舌红剥边薄白，脉细数。思《伤寒论》有云"伤寒解后，虚羸少气，气逆欲吐竹叶石膏汤主之"，正与此症合拍，遂处方：

太子参 15 克　　　麦冬 9 克　　　半夏 9 克　　　淡竹叶 6 克

石膏 15 克　　　炙甘草 6 克　　　粳米 30 克

服药后热不复起，亦不呕吐，唯食欲不振，疲乏无力，舌光红，当进清补，健胃助运可也，予六神汤加味：

太子参 15 克　　　白术 9 克　　　茯苓 9 克　　　山药 12 克

白扁豆 9 克　　　鸡内金 6 克　　　炙甘草 6 克

服药三剂，胃气复苏，食纳日增，继续调养恢复健康。

发热验案之一

病症　　　屈某某，女，4岁4个月，住西安市，2017年5月5日初诊。反复发热二十余日，曾在西安几家医院治疗，输液服药，用药则热退，停药热又作，如此反复不已，医院多方面检查，未发现发热病因，仅仅定为感冒发热待查。经人介绍，家人求余诊治。

▌刻诊 ▌　　　　　　　　　　　　　　　　　　　▶▶

见患者精神倦怠，查体温38.3℃。其母代诉：发热时作时止，全身困楚，懒于玩耍。按之脘胁胀满，食少微呕，咳嗽，口舌干燥，舌淡红、苔薄白，脉浮弦。综观以上脉证，当属太少合病。故予桂枝汤，调和营卫外解太阳之邪；合小柴胡汤枢转少阳，内调肝胆之气；因咳嗽，故加枳壳、桔梗以调气机之升降；口舌干燥，加石膏以清肺胃气分之热。处方：

柴胡12克	黄芩5克	半夏5克	党参5克
桂枝5克	白芍5克	炙甘草3克	枳壳5克
桔梗5克	生石膏20克	生姜5克	大枣2个

服上方一剂后，由于药证相应，热退身凉，复加调理而安。

发热验案之二

 病症　　王某某，男，38岁，住东凤矿，2010年1月10日初诊。发热多在下午，高热每达40℃。在当地治疗，每服西药汗出热退，继又复热，反复四十余日。无奈又去西安医院做全面检查。经化验唯独血沉116，余均正常。诊为高热待查，即回家求余诊治。

▌刻诊 ▶　　　　　　　　　　　　　　　　　　　　　》

　　见患者身体消瘦（此时体重已下降了10千克），全身拘束，烦躁难受，坐卧不安。口干时欲饮水，饮即恶心呕吐。脘腹痞满，大便溏，小便黄。舌淡红、苔白、脉弦略数。此属少阳枢机不利，上下痞膈使然。当和解少阳，调和枢机，交通上下。予柴胡枳桔汤合半夏泻心汤加减化裁：

柴胡18克　　　黄芩9克　　　半夏9克　　　党参9克

黄连3克　　　炙甘草9克　　干姜9克　　　枳壳6克

桔梗6克　　　大枣4个

▌二诊（1月14日）▶　　　　　　　　　　　　　　　》

　　服上方，当天下午体温逐渐下降，全身拘束消失。但心下微满，咽喉略痛，鼻涕中带少许血丝。两日未大便，小便微黄。舌淡红、苔白厚罩黄、脉弦缓。此脾虚热郁未除，予以甘草泻心汤和胃清热：

甘草12克　　　党参9克　　　半夏9克　　　黄连3克

黄芩9克　　　干姜9克　　　大枣4个

上方连服三剂，诸证悉除，恢复健康。

烘热汗出治验

 病症　张某某，女，56岁，住龙山，2007年11月15日初诊。50岁绝经之后，偶尔烘热汗出。发作前事先烦躁，随后突然全身烘热，约一分多钟，即全身倏然汗出，头面部尤甚，随即汗收怕冷，极易感冒。开始发作次数少，亦无所苦。随着发作次数渐频，感全身不适，恶风寒，身体日渐衰弱，不耐劳，易疲乏。数年来中西药杂投，未能获效。经人介绍，来门诊求治。

刻诊

见患者面色晦滞，精神欠佳，舌暗红衬紫、脉缓涩，遂辨证为瘀血内阻。因忆王清任有血府逐瘀汤能治"天亮出汗""晚发一阵热"之记载，拟血府逐瘀汤：

生地黄 12 克	当归 9 克	赤芍 9 克	川芎 6 克
桃仁 9 克	红花 6 克	枳壳 6 克	桔梗 4.5 克
柴胡 4.5 克	怀牛膝 9 克	甘草 6 克	（三剂）

二诊（11月20日）

服药已，气机调畅，瘀血消散。营卫渐趋调和，皮毛开合有司，唯偶有热感。旋即则平，但不起烘，全身亦觉舒适，脉舌无异。为巩固疗效，仍从补气调营卫进取，予上方合黄芪桂枝汤：

黄芪 15 克	桂枝 9 克	白芍 9 克	生地黄 12 克
当归 9 克	川芎 6 克	桃仁 9 克	红花 6 克
枳壳 6 克	桔梗 4.5 克	柴胡 4.5 克	怀牛膝 9 克
炙甘草 6 克	生姜 9 克	大枣 4 个	

再服五剂，烘热汗出痊愈。

• 按

《内经》云"阳加于阴为之汗"，是说阴津得阳热之煎熬散发于外而为汗。妇女年近五旬，肾气渐衰，冲任亏虚，精血不足，天癸渐竭，正是冲任功能逐渐衰退的一个过渡时期。机体阴阳不平衡，气血失调，加之罹病时久，情志不畅，气滞则血瘀。心主血脉，汗为心之液，瘀血阻其荣卫运行之机，心火不宁，故烘热，扰动津液泄而为汗。用补气、固表、滋阴、降火不效，必须采取活血祛瘀法治之。俾瘀血消散，气机调畅，荣卫和谐，烘热汗出自然而愈。

骶骨烦热不宁案

病症

潘某某，女，47岁，住阿文，2015年11月26日初诊。十余年来大约在骶骨正中有4~5cm地方，外观正常，每于夜间阵发性局部烧灼，发热烦躁。惶惶不安，甚至坐卧不宁，必须起床走动，方能缓解少许。如此症情，时轻时重，日复一日。多方医治不能获效丝毫，拖延至今。因其夫患病随从而来，顺便一诊。

刻诊

细思此证位于骶骨正中，乃督脉所行部位。督脉主一身之阳，上下交通受阻，少阴之气不能上济君火，君火之气不能下达，郁于此处，以致烦热若此。故在夜间局部烧灼，烦躁不能自制。察舌红、苔少、脉沉细数。此阴虚热扰、心肾不交。治宜泻心火、滋肾水、交通心肾，予黄连阿胶汤加味：

黄连9克	黄芩9克	白芍12克	阿胶6克（烊化）
桂枝9克	炙甘草9克	龙骨15克	牡蛎15克
怀牛膝12克	狗脊9克		

二诊（12月2日）

服上方三剂，骶部烦热减轻大半，说明热邪已退。但退而未尽，有欲作而不能之势。舌淡红、苔薄白、脉缓弱。太阳不得少阴之气以和之则烦，少阴不得太阳之气以下交则噪。此时继宜和太阳、少阴，使心肾相交气血和调。方予桂枝加龙牡汤加味：

桂枝 9 克   白芍 9 克   炙甘草 6 克   龙骨 15 克

牡蛎 15 克   枳壳 6 克   桔梗 6 克   狗脊 9 克

鹿角 9 克   淫羊藿 12 克   怀牛膝 9 克   生姜 9 克

大枣 4 个

方中用桂甘辛甘发散经中之火郁，芍甘化阴，龙牡收敛浮越之正气，姜枣调和营卫。加枳壳、桔梗以升降气机，使清升浊降；更加狗脊、鹿角、淫羊藿、怀牛膝引入肾督，滋补精血而壮腰脊。连续服用此方五剂，心肾得以相交，气机调畅，正胜而邪去。十余年的痼疾得愈，短期内恢复健康。可见《内经》所云："言不可治者，未得其术也！"此言不虚。

小儿肺炎

病症
杜某某，男，4 岁，住东风小学，1992 年 1 月 27 日初诊。素体虚弱，易感冒。曾于六日前发热，其母是校医，随即打针服药，汗出热退。翌日又复发热，伴咳喘，诊为肺炎。予青霉素及地塞米松等，治疗两日，高热略降，又出现心衰，即请县医院儿科会诊。予强心药、头孢霉素及激素等，并处大剂麻杏石甘汤加味。用药后热退咳减，唯两肺湿性啰音不能消退，遂邀余诊。

刻诊 ≫

见患儿精神萎靡不振，面色惨淡，口唇略紫，喉中喘鸣，咳嗽不甚，腹胀纳差。二便尚可，扪之四末不温，体温35.8℃，舌淡、苔白、脉浮弱。此属寒邪郁表，肺气不宣，脾失健运，津液不布，痰饮停蓄，正气日衰，鼓邪外出无力而致是证。治宜调和营卫，解肌祛邪，化饮定喘之桂枝加厚朴杏子汤合小青龙汤化裁，遂书：

桂枝5克　　　　白芍5克　　　　厚朴5克　　　　杏仁5克

半夏5克　　　　干姜3克　　　　细辛1.5克　　　五味子3克

炙甘草3克

服一剂，其母来寓谢曰：小儿精神振作，嬉戏如常，四肢温和，肺部湿性锣音完全消失。余初不信，遂即前往，经检查果然如此。益信经方之绝妙，病退体弱，复加调理而安。

按

《伤寒论》云："太阳病，下之微喘者表未解故也，桂枝加厚朴杏子汤主之。"又云："伤寒表不解，心下有水气……或喘者，小青龙汤主之。"以上两条论文均因表不解而致喘，说明寒邪束表、肺气不宣、津液不布、水气停蓄是诱发咳喘的根本原因。诚如陈修园所谓："寒水之气，太阳所专司，运行于肤表，出入于心胸，有气而无形。苟人伤于寒，则不能运行出入，停于心下，无形之寒水化为有形之水气，水寒伤肺，而气上逆，则为咳而微喘。"有鉴于此，解表透邪，温宣肺卫，化气行津液，水气则可化于乌有。前条的表不解是误下而致喘，误下势必损伤正气，正虚则鼓邪外出无力。此证虽未经误下，然而始宜辛温疏解，反用辛凉苦寒，同样戕伤正气，结果导致表邪郁阻、肺气不宣、脾运不健、痰饮停蓄、正气不支的危重局面。考虑桂枝加厚朴杏子汤原为调和营卫、解肌祛邪、降逆平喘而设，而对温化水气无能为力。后一条的表不解兼内饮用小青龙汤外解风寒、内蠲水饮却恰巧具备这一特点，恐麻黄峻汗竭津损阳故去之。两方合用，协力共济，不用强心消炎，一举而表解里和，诸证悉退。经方之用，效若桴鼓，于此可见一斑。

乳蛾（化脓性扁桃体炎）

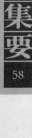
 病症　　井某某，女，5岁，住城关，2013年3月24日诊。一周前，因发热就诊西医查得化脓性扁桃体炎。经西医输液抗炎七天，高热持续不降，即浼余用中药医治。

刻诊

见患儿面色红赤，通身灼热，体温39℃。查咽喉两侧乳蛾红肿如酸枣，上覆黄膜，几乎相接，中间仅留一缝。小儿迷闷欲睡，家长急不可言，欲求速效。望舌红、苔薄黄、脉浮数。询之有汗不多，遂按风热上犯肺卫，喉为肺系，首当其冲。治当辛凉解表，清热解毒，予银翘散加味：

荆芥5克	防风5克	薄荷3克	桔梗3克
牛蒡子5克	元参5克	金银花7克	连翘5克
蝉蜕3克	僵蚕5克	芦根5克	甘草3克
马勃2克			

服药一剂，微汗出，身热降至37.8℃。二剂服完体温恢复正常，复加调理而安。

痄腮治验

病症　　王某某，男，12 岁，住道南，2009 年 3 月 20 日诊。耳前后及颊肿三四日，发热。曾按腮腺炎用中西药等静滴、口服、外敷，非但高热不退，颊肿未消，又增颌下肿胀。家长放弃西医治疗，求余用中药医治。

▲刻诊▼　　　　　　　　　　　　　　　　　　　　　　　»»

见患儿发热 38.7℃，头痛烦躁。但卧不想起坐，耳下颊肿，连同颌下淋巴结肿大。局部发硬触之疼痛，咀嚼时亦感强痛，顾盼受限。舌红、苔黄、脉弦数。

考虑此症经治三日不效，必然瘟热时毒，壅阻少阳之络、阳明之经，气血运行不畅，凝聚局部则见颌颊肿痛。治当和解少阳，解毒散结，方拟小柴胡汤合普济消毒饮加减：

柴胡 6 克　　　黄芩 6 克　　　半夏 6 克　　　荆芥 6 克

薄荷 3 克　　　桔梗 4.5 克　　马勃 3 克　　　牛蒡子 6 克

元参 6 克　　　金银花 9 克　　连翘 6 克　　　僵蚕 6 克

板蓝根 7 克　　甘草 4.5 克

上方服一剂热退，继服三剂肿痛渐消，病告痊愈。

腮腺炎并发睾丸炎

 病症　　郭某某，男，32岁，住寺前队，1995年3月初诊。一周前曾患腮腺炎，右耳下肿硬，打针吃药外敷非但无效，反增右侧睾丸肿痛，行动不便，求余诊治。

刻诊 》》》

　　除腮肿硬疼痛外，热毒循经下窜，以致右侧少腹疼痛下及睾丸肿痛，小便短涩。由于摩擦疼痛，所以框腿行走。舌红、苔浊腻、脉濡数。

　　此乃湿热蕴结少阳，非寻常痄腮可比。遵《内经》"伏其所主，而先其所因"，治当清热化湿，解毒散结，方拟甘露消毒丹加蒲公英：

茵陈9克	黄芩9克	菖蒲6克	木通9克
浙贝母6克	滑石15克	射干9克	连翘9克
薄荷3克	藿香6克	白蔻仁4.5克	蒲公英15克

　　上方服三剂症愈强半。效不更方，继服二剂，肿痛全消，安然无恙。

 ● 按

　　痄腮又称蛤蟆瘟，是常见的时行病，多发于冬春季节，腮颌肿胀是其临床特点。由于天行不正之气，寒温失常，感之者即为风温疫毒，阻于少阳之络所致。其病机系温毒侵袭肺卫，郁久不解，内有积热蕴结，壅阻少阳之络，阳明之经，上攻两腮，即发是症。正如《温病条辨》所云："温毒者，秽浊也，凡地气之秽浊，未有不因少阳之气血而上升者，春夏地气发泄故多有此证。"说明此证以温毒壅阻少阳为重点，治疗亦当和解少阳为要着，方书均以普济消毒饮为主治，而余以小柴胡合普济消毒饮化裁，重在和解少阳解毒散结，直捣巢穴，是故屡试屡验。

腮腺炎并发睾丸炎，又称卵子瘟。是腮腺病毒经血行侵入睾丸所引起的睾丸急性炎性反应。中医认为因少阳胆经与厥阴肝经相表里，足厥阴肝经之脉环绕阴器，若热毒循经下窜，故发此证。正如《冷庐医话》所谓："邪毒内陷，传入厥阴脉络，睾丸肿痛，盖耳后乃少阳胆经部位。肝胆相为表里，少阳感受风热移于肝经也。"此例既因湿热混处又感受天行时毒，客于少阳之络，阳明之经，湿热为患，如油入面，很难化解。与一般疠腮病因有别，清之热不去，燥湿热愈炽，所以治疗先宜清化湿热，更以解毒散结。考甘露消毒丹乃湿温时疫之主方，再加蒲公英清化湿热，解毒散结，药症相应，因之效如桴鼓。

水痘重症

　　白某某，女，11 岁，住东井，2013 年 4 月 23 日初诊。出水痘发高热已五日。屡经打针服药，热退复发热，医不能迅速遏制此病，家人不知所措，遂浼余诊治。

刻诊 ▶▶▶

　　见患儿全身密布水痘，颜面尤著。其形大如豌豆，色紫暗，其中浆液晦浊，周围有红晕，口腔、咽喉黏膜散在出现。体温 39.6℃，面赤唇红，小便短赤，舌红、苔黄、脉浮数。证属湿热蕴结于内，为时邪所犯，留于肺脾，郁遏肌表未能外达之故。治宜疏风清热，解毒利湿。方用银翘散加减：

荆芥 6 克	薄荷 3 克	桔梗 4.5 克	牛蒡子 6 克
金银花 9 克	连翘 6 克	淡竹叶 4.5 克	芦根 6 克
薏苡仁 12 克	蝉蜕 4.5 克	滑石 9 克	紫草 6 克
甘草 4.5 克			

二诊（4 月 25 日）

连服上方二剂，体温已正常。水痘明显稀少，许多水痘干燥变灰，势将结痂。说明风热已渐宣散，湿毒亦在清利。上方效著，不容更张。予上方减紫草，继服三剂。

三诊（4 月 28 日）

服药后水痘均已结痂，小儿精神活泼，嬉戏如常。嘱其慎起居、避风寒、节饮食，任其自然康复。

金水六君煎治案

 病症 于某某，男，75 岁，住南门外，2003 年 1 月 10 日诊。因肺心病住院月余，略有缓解随即出院。归家后病情日趋严重，邀余往视。

▮刻诊▮

患者形体羸瘦，精神疲惫，喘促短气，不足一息，咳嗽阵阵。痰多色白质黏稠，不易咯出，不能平卧，卧则咳剧喘急，只能蜷腰伏被而坐，以求气顺。行走房间八米距离，需歇三次，动则心悸如从口脱出，饮食锐减，舌淡苔少脉缓弱。

总观脉症，乃心肺脾肾阴虚俱损之候。痰湿内盛，闭塞肺气，出入受阻，诚属危笃。《素问·六微旨大论》云："升降息，则气立危孤，出入废，则神机化灭。"值此千钧一发之秋，急宜扶正祛邪，补气养血，化痰定悸或可挽其万一。方予景岳金水六君煎合生脉散加味：

太子参 10 克	麦冬 9 克	五味子 6 克	远志 6 克
熟地黄 60 克	当归 9 克	半夏 9 克	陈皮 6 克
茯苓 9 克	炙甘草 6 克		

▮二诊（1月13日）▮

服上方三剂，已能在室内走20分钟，饮食增加，咳嗽减轻，可平卧，黏痰减少。

▮三诊（1月18日）▮

上方又服三剂，每日大便一次，其神情喜悦，战胜病魔的信心倍增。上方加紫菀9克，款冬花9克，又服五剂，从此喘平咳减，日趋平复。

▮ ▶ 按

张景岳称："金水六君煎治肺肾虚寒，水泛为痰或年迈阴虚血气不足、外受风寒、咳嗽呕恶多痰、喘急等症神效。"方中熟地黄只用 10~15 克，而裘沛然先生治一胸痞腹胀纳呆、咳嗽频作达半年，中西药无效患者，重用熟地黄45克，竟获满意效果。程门雪提出：方中熟地黄当用汤泡或后下，取浊药轻投之意，这种特殊煎药法临床效果良好，应当仿效。说明本方之熟地黄为主药非重用不能达到滋肾养血的目的。更得当归滋养肝阴、养血活血之助，则滋补肝肾，元海有根、水源有治、不泛为痰。难怪王九峰云："壮水则火静，火静痰消。"（《王九峰医案》）又以半夏、陈皮化已生之痰。全方上宣化，下填补，标本并治，而重在治痰之本。余每用本方合生脉散益气养阴强心为佐，滋阴与燥湿，养血合化痰相激相成，各尽其责，协同互助，病机相合，药证相宜，金水相生，痰消喘平。如遇表邪肺气不宣者，随机可加三拗汤，治疗肺心病、支气管哮喘、咳嗽痰急、呕恶多痰、久不愈者，每获良效。

裘老临床加减法：如痰湿盛，气机停滞见胸胁不快者加白芥子、枳壳；大便不实者加山药、白术；咳嗽不愈者加细辛、前胡；并表邪寒热者加柴胡，肺热者加黄芩、鱼腥草等，可资参考。

痰热内壅肺胃

病症

张某，望七之年，住侯家塬苏家村。病已半年多，先在医院诊治，略有好转即回家，又请中医治疗，延医数人，非但无效且病情加重。十数日来症情更加危笃，家人认为病情不好，势在不救，已备好后事，以待自已。其子为尽孝心，于1980年3月5日邀余往诊。

刻诊 ▶▶

见患者形体羸瘦，神气怯弱，多日卧床不起。喉中痰鸣漉漉，喘息不能平卧，咳嗽痰多不利。腹部板滞，按之欠柔。舌苔黄厚黑腻，口气臭秽，唇紫暗，食纳俱废，但渴欲引饮。两足肿胀，小便黄赤，大便八日未行。脉右手浮数，左手细数，显系痰热壅阻肺胃而致心气衰弱之危候。值此千钧一发之际，扶正则助邪，除邪则伤正，殊难入手。踌躇再三，决定先予敛正清肺，涤痰疏瘀。方选苇茎汤合小陷胸汤加减：

茯苓 24 克	瓜蒌 15 克	薏苡仁 15 克	桃仁 6 克
苇茎 12 克	枳实 6 克	桔梗 6 克	半夏 9 克
苍术 6 克	龙骨 15 克	牡蛎 15 克	甘草 6 克

上方连进三剂。其子前来告曰：服药后当夜大便即通，顿觉气机舒快，心胸豁然，精神好转，舌苔略退，脚肿见消。全家人喜出望外，求另为处方，答曰：效不更方，续服三剂。

二诊

诸证渐趋平复，精神振作，食纳增加，腹部柔软，二便正常。舌苔已退，脉和缓，唯口燥渴饮，此乃内蕴痰热，化火伤阴。予上方去苍术、半夏减茯苓，加沙参、麦冬、天花粉，以复肺胃之阴，续服三剂，如此重症得以蠲除，继以饮食调理而安。

按

是证之作，乃因胃热蒸动湿邪上腾灼肺，痰热壅阻肺胃气机，窒闷不宣，肃降失常，喘咳增剧，以致喘息不能平卧。此虽久病神衰形羸，却非元气衰惫喘促之证可比。故补摄有恋邪之弊，而清敛涤疏才是对症之法。方中重用茯苓，取沪上名医陈道隆所谓："茯苓重用至24克是治脾肾两亏，或心气衰竭之剂量。茯苓甘温能补心脾，淡渗能行水道，宁心肃肺、生津止渴之要药。故常用于将濒阳越虚脱之险症，则重用茯苓18克至30克，尤其水气凌心之喘逆悸汗，肿胀上壅之胸高气急，重用茯苓更为有效。"所以此证之痰壅喘逆、足肿，用之颇效。葶苈汤中以瓜蒌易冬瓜仁，意在合小陷胸汤加枳实以涤除痰浊结热，是一箭双雕之着。苍术、茯苓合用健脾燥湿，防其水湿泛滥成灾。枳桔调节气机升降，且为向导，引诸药以达病所。加龙牡、茯苓收敛元气，镇安精神，且也是治痰之妙品，众药合和，相须为用，相辅相成。俾痰热涤除而正复，喘逆足肿随之而平。二诊，口咽燥渴，知为热灼阴伤，故去苦温燥湿之品，更加滋养气阴之沙参、麦冬、天花粉，药症相应，以奏全功。

悬 饮

病症 胡某某，男，82岁，住洼里卓村，2014年3月4日初诊。春节过后，旧疾复发，症见喘满、肿胀。在当地输液，抗菌消炎利尿十余日，证情时减时增，即住县医院，中西医结合治疗。经CT等多项检查，确诊为心包积液，胸腔积液，亦用输液、抗炎利尿并进，同时服用中药（药方不详）。连续治疗十六天，除腿肿有所减轻外，其他症状皆如故，此时患者已有厌世念头，家属因之决意出院，浼余治疗。

刻诊 »

　　患者面目晦滞肿胀，胸膈满闷，心下痞硬，喘而短气，不能左卧，动则喘甚。咳吐白黏痰，下肢仍肿，按之凹陷，小便不利，舌暗红、苔少、脉沉弦。先予苓桂术甘汤加味温阳化饮，服药后效果不甚理想。因思心包积液非同一般之痰饮，实为悬浮于膈上之饮邪，刺激心肺胸膜，咳吐痰饮涎沫，喘而短气肩息，泛溢全身，而致肿胀不得平卧。正如《医宗金鉴·删补名医方论》赵良曰："《灵枢》谓心包络之脉，动则病胸胁支满者，谓痰饮积于心包，其病则必若是也。"其相当于中医学之悬饮，非一般化痰蠲饮所能治。古云："治痰先补脾，脾复健运之常，而痰自化，然停积既甚，譬如沟渠瘀壅，久则倒流逆上，污浊臭秽，无所不有，若不决而去之，而欲澄治已壅之水而使之清，无是理。"故特选陈无择《三因方》之控涎丹：

甘遂、大戟、白芥子各等分，共研细末，炼蜜为丸，每丸重 3 克，清晨空腹服下一丸。

先空腹服一丸未见动静，翌日清晨加半丸空腹顿服。不多时，连泻稀水，便二三次即止。以后每晨仍遵前法服之，每服即泻一次，无任何不适。连续服用一周，胸闷短气减轻大半，可以左卧，肿胀消退，复加调理渐安。

右肺占位性病变

病症　　石某，男，40 岁，住北关，2012 年 2 月 22 日诊。两月前，由于咳嗽胸痛，咯痰带血，在当地治疗无效。去西安某医院住院检查，右肺上叶有一 2cm×1.5cm 阴影，结论为不排除右肺占位性病变。住院治疗半月余，没有明显改善，遂出院返家，浼余诊治。

刻诊

见患者身材较胖、精神欠佳、面色晦滞。每晨起床自感气上冲、咽痒，遂即咳吐带血浊痰，血色鲜红，胸部郁闷隐痛，并无喘促。纳食尚可，二便调和，舌暗红、苔薄、黄腻、脉弦滑数。问询方知其冤于官司，气郁久闷，木火刑金，而致斯疾。法当清热散结通瘀，方拟千金苇茎汤加味：

芦根 15 克　　　冬瓜仁 15 克　　　薏苡仁 15 克　　　桃仁 6 克

浙贝母 6 克　　　桔梗 6 克　　　甘草 6 克　　　黛蛤散 10 克

白及 9 克

初时或加仙鹤草、茜草、三七末、侧柏炭等随证损益。

服上方月余，面色渐荣，精神振作。隔三岔五咳痰，少带血出，胸闷隐痛亦明显减轻。药已中彀，毋庸更张。再在上方的基础上合消瘰丸（浙贝母、牡蛎、元参）服至 5 月 11 日，咳痰稀薄，咳血全止，拍片示右肺阴影已消失。

按

此病缘于气郁久闷，木火刑金。又加风热蓄结不解，犹火上加油，故成此证。盖血得热而壅，气郁而不伸，津血因热之煎熬，蕴结肺内而成痈。古代没有 CT 等设备，故不能确诊，今因其症候相类似，故选苇茎汤清热散结通瘀。因其乱而逐之，又合剿抚并行的桔梗汤开提血气，排脓血而补内漏。黛蛤散、消瘰丸同具清热化痰软坚散结之功。白及、仙鹤草、茜草、三七等皆止血不留瘀之品，以为佐使，方证对应，痼疾终瘳。

附

千金苇茎汤：治咳有微热，烦满，胸中甲错，是为肺痈。

苇茎切二升，以水二斗煮去五升去渣，薏苡仁半升，桃仁五十粒，瓜瓣半升。

上四味，以水一斗，先煮苇茎，得五升。去滓，内诸药，煮取二升，服一升。再服，当吐如脓。

久咳治验

 病症 　程某，男，53 岁，住古城村，2007 年 1 月 29 日初诊。咳嗽两月有余，中西药均已遍投，而咳嗽得不到控制，求诊于余。

刻诊

见患者面色晦滞，少气无力。咳嗽吐白痰，全身拘束，无热恶寒，亦无汗出，口干不欲饮水。舌质淡红、苔薄白、脉沉细弱。纵观以上脉证，明是少阴寒化证，肾气素亏，坎阳内弱，内有水饮，水寒上射，迫使肺气不得宣降。兼太阳表证未解，心下有水气，咳嗽由是而作。治当温经散寒，蠲饮止咳。方予麻黄附子细辛汤合小青龙汤化裁：

麻黄 9 克	附子 6 克	细辛 6 克	桂枝 9 克
干姜 9 克	半夏 9 克	五味子 6 克	甘草 6 克 （三剂）

二诊（2 月 2 日）

服药一剂，汗出遍体，恶寒拘束感顿减。尽剂咳嗽已愈大半，痰清，大便溏，舌淡、苔薄、脉缓弱。上方加白术 9 克，茯苓 12 克，再服三剂，诸证蠲除而咳止，病告痊愈。

按

太阳在表风寒之邪未解，而少阴里阳已虚。仲师主用麻黄附子细辛汤。方中麻黄宣发阳气治太阳之表，附子温经助阳，细辛通彻表里，内散少阴之寒邪，外解太阳之表，三味合用以温少阴之经。发太阳之汗，具有两解之义。用于表阳里气本虚之人，内有水饮之邪，水寒射肺，肺气失宣，致久咳不已。故选麻黄附子细辛汤合小青龙汤温经散寒，蠲除内饮。其中桂枝温经散寒，通阳化气，半夏祛痰降逆，干姜温中化饮，细辛温肺祛痰。诸药皆辛，恐辛散太过，故加五味子之酸收，以保肺肾之气。又用甘草补中益气，使邪去不伤正。清陈修园所著《三字经》"姜细味，一齐烹"，是仲师治寒喘的优化组合法。临证务必相互配合，协同作战，方可提高疗效。此症由于辨证准确，病机符合，方证对应，两月顽咳，短期治愈。

食积咳嗽

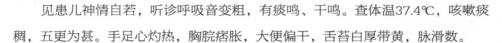

病症 　李某某，男，2岁2个月，住北街，2017年6月10日初诊。咳嗽月余，拍X光片显示气管感染。住院治疗多日无效，又去西安市儿童医院诊治两次，仍每日低热37.5℃左右，故而求余用中药医治。

刻诊

　　见患儿神情自若，听诊呼吸音变粗，有痰鸣、干鸣。查体温37.4℃，咳嗽痰稠，五更为甚。手足心灼热，胸脘痞胀，大便偏干，舌苔白厚带黄，脉滑数。

　　综上脉证，应属食积咳嗽。盖因小儿乳食不节，积滞中脘，致脾胃运化失职，升降失司。故胸脘痞胀，积滞郁而化热，酝酿成痰。痰热之气上蒸于肺，肺气阻遏，故现咳嗽，痰稠。食积之火，寅时流注于肺，故见五更咳甚痰多。脾主四肢，手足心灼热，乃积热内蕴之故。舌苔白厚带黄、脉滑均为食积之象。治宜消导食积，化其痰热，予杏苏饮与清气化痰丸合方化裁：

紫苏梗 4 克	杏仁 4 克	半夏 4 克	陈皮 4 克
茯苓 4 克	枳壳 4 克	桔梗 4 克	前胡 4 克
瓜蒌 6 克	神曲 4 克	莱菔子 3 克	黄芩 4 克
甘草 3 克			

二诊（6月12日）

连服上方两剂，小儿手足心潮润，低热退去，腹胀消失。舌苔变薄，咳嗽已愈大半。听诊略有干鸣音，诊脉和缓，此余热留恋，痰饮滞肺使然。治宜清热解毒，宣肺化痰，予麻杏石甘汤加味：

麻黄 3 克	石膏 12 克	杏仁 4 克	甘草 3 克
僵蚕 4 克	浙贝母 3 克	桔梗 3 克	前胡 4 克
鱼腥草 6 克	紫苏子 4 克	葶苈子 3 克	莱菔子 3 克

连服上方三剂，月余顽咳得以蠲除。

按

咳嗽月余，西医诊断明确，治之缘何迁延不愈？乃治病不求其本，不审证求因，一味以肺炎气管感染为诊断依据，屡用消炎抗感染治疗，食积不除，咳嗽终难获愈。正如要吕与即墨不拔齐地终非燕有。此即西医诊治之缺陷与弊端。《素问·咳论》有云"五脏六腑皆令人咳，非独肺也"，是说咳嗽不止于肺而均不离于肺。又云："久咳不已，则三焦受之，三焦咳状，咳而腹满，不欲食饮，此皆聚于胃，关于肺，使人多涕唾，而面浮肿气逆也。"胃为水谷之海，五脏六腑之本，食饮不节，伤及脾胃不能运化，积久生热，酝酿成痰。痰热之气，上蒸于肺而咳，故"聚于胃，关于肺"这六个字对于咳嗽之辨证至关重要，治因消食导滞。所谓"肠胃洁、荣卫畅"，不治咳而咳自止。

咯血验案之一

 病症　　刘某，女，50岁，住东风路，2015年3月26日初诊。年前由于反复外感，治之不当，以致迁延至今。咳嗽痰多，不时汗出。中西药杂投，终未见效。今日反增咯痰带血，汗出不禁风，不能上班工作已有数月，痛苦不堪，求诊于余。

▌刻诊▐

　　见患者面色微红，头面汗出如珠，神气怯弱。咳嗽，痰中带血，色鲜红，胸满闷，舌红苔薄黄腻，脉缓弦。细思此证，痰热内蕴在早，由外感后而诱发。而初医者并不细察，屡用发散，而致腠理空疏，卫外不固，汗出过多耗液伤津。津伤则热愈炽，炼液成痰，痰热上逆，伤其肺络是以咯血。说明痰热交结是本症的关键所在。痰热不除，发汗与咯血终难治愈。诚如《素问·阴阳别论》所谓"阳加于阴谓之汗"。治当蠲除痰热，以杜痰热上扰胸膈之源，敛汗止血以复其正。小陷胸汤正为痰热凝结而设，今合补络补管汤，收敛固涩以止血：

瓜蒌15克	半夏9克	黄连3克	龙骨15克
牡蛎15克	山茱萸30克	桑叶9克	三七末3克　（分冲）

药证相应，汗收血止。复加调理，很快恢复健康。

咯血验案之二（支气管扩张）

 病症　　刘某某，女，50岁，住雷村，2014年5月24日诊。四十多日前，曾因咯血住当地医院，诊断为支气管感染。常规治疗后血止，证情缓解，回家休养。没过几日咯血又作，家人即送其往省医院诊治，查得支气管扩张合并感染。经用止血抗感染治疗，基本得到控制，唯咯痰带血久不能愈，患者自行出院求余诊治。

▌刻诊 ▌　　　　　　　　　　　　　　　　　　》

见患者面色萎黄，精神怯弱，脘腹痞满，呕恶痰多。每次咯痰必带少量血液，血色暗红。舌淡、苔白、厚腻、脉细弱。口淡不渴，二便调和，并无热象之征。属中气虚寒，胃气上逆，肺金失其收敛肃降之功。颇合杨仁斋所谓：阳虚阴必走，治当和胃降逆，温中摄血。方议《金匮要略》之柏叶汤合二陈汤化裁：

半夏9克	陈皮6克	茯苓12克	侧柏叶12克
炮姜6克	艾叶9克	甘草6克	童便1盅

▌二诊（5月28日）▌　　　　　　　　　　　》

连服上方三剂，咯血已止，脘腹痞满消减，呕止痰少。苔厚变薄，脉缓弱，患者欲求根治。因思程杏轩《医案初辑》云："血症愈后，每多反复者，此由胃膜肺络损伤，须用法补之。拟方用白及、鱼鳔、绵丝三味烧灰等分，为丸服之，永不复发。"又参刘炳凡先生"支气管扩张吐血"的经验，处方：

怀山药60克	生地炭30克	白及50克	田三七15克

鱼鳔胶 60 克（切成小块蛤粉炒珠）

蚕茧 30 克（用鲜猪血浸透晒干或焙干）

上药依法制之，共研极细末，炼蜜为丸如梧桐子大，每日噙化 20 丸。服完一料药后，咯血未再出现，饮食渐增，面色渐荣，恢复健康。两年后随访，未见复发。

外感失表

 病症 高某，男，45 岁，住三马路，2015 年 10 月 5 日初诊。国庆结伴出游，翻山越岭，汗出感受风寒。当天并无明显感觉，睡至半夜，感觉无汗发热，全身拘束困楚。翌晨即请西医诊治，按重感冒输液三天（用药不详）。非但发热退后复热，身体拘束疼困亦未减轻，且增咽喉疼痛，遂改求余诊。

刻诊

见患者神形寒瑟，仍恶寒发热，浑身拘束，肢节疼痛。查咽喉红肿疼痛，悬雍垂顶端破溃生疮。询之生病至今未见发汗，舌白苔红，脉浮紧数。此寒邪闭表，失于发散，里热被郁不得发泄，上攻咽喉而肿痛生疮。如此外寒束表、里热上壅之证，急当解表散寒，并清热解表利咽。方拟败毒散加味：

| 羌活 9 克 | 独活 9 克 | 柴胡 9 克 | 前胡 9 克 |
| 枳壳 6 克 | 桔梗 6 克 | 川芎 6 克 | 茯苓 9 克 |

射干 9 克　　　金银花 12 克　　　连翘 9 克　　　甘草 6 克

生姜 9 克　　　大枣 4 个

服上方一剂后，即汗出热退，恶寒顿减，身痛消失，咽痛减轻大半。服完二剂外感咽痛消失，病告痊愈。

 ●按

《伤寒论·辨脉法》云："寸口脉浮而紧，浮则为风，紧则为寒。风则伤卫，寒则伤荣，荣卫俱病，骨节烦痛，当发其汗。"当汗而不及时发汗，以致寒邪外束，表气郁闭，里热无从透发，是导致本病的根本原因。

观当初西医之治，并不重视解肌发汗，辄用抗生素等输液以求速效。岂知表气郁闭，邪气不解，也能滋生变端。犹如隆冬严寒，紧闭窗户，室内燃以大火，热闷不堪。只有开启门窗，通风换气，方会霎时清凉。参透此理，适当使用汗法，则事半而功倍。

气营两伤身疼案

病症　　张某某，女，42 岁，住县医院附近，2002 年 5 月 16 日初诊。去冬曾患头痛，经治头痛有所减轻。春节过后，常感恶寒乏力气怯。经医院检查，除有轻微贫血外，尚未查出其他病变。经中西医多方治疗，病情未见好转，三次去西安医院检查治疗均无效果。病情日渐加重，以致不能正常工作，经人介绍求余诊治。

是日，众多候诊病人中，唯独其人面色萎黄。令做化验，答曰："本人在检验科工作，曾做过多次化验，血色素均在80g/L左右，还准备骨穿进一步检查，以明确诊断，今特来请您用中药治疗。"

根据患者长期恶寒，一方面考虑到"有一份恶寒，就有一份表证"，另一方面是阳虚不能温煦肌腠。乏力、气怯乃气虚之明征，大便溏薄为脾运不健。面色萎黄，舌红而光，说明营血亏虚。诊其脉虚弱无力，知其浑身疼痛，乃卫气营血俱不足、肌肤失养所致。正如《伤寒论》所云："发汗后，身疼痛，脉沉迟者，桂枝加芍药生姜各一两，人参三两，新加汤主之。"如清尤怡所谓"邪痹于外，而营虚于内使然"，处以桂枝新加汤：

生晒参9克	桂枝9克	白芍12克	炙甘草6克
生姜9克	大枣4个	（二剂）	

服药一剂恶寒即罢，全身顿觉轻松，身疼遂即减轻。食纳亦增，面色转润，舌淡红光，脉弱，此表邪尽解。治当调补气血，助阳固表。方予十全大补汤：

黄芪30克	生晒参9克	白术9克	茯苓9克
熟地黄15克	白芍9克	当归9克	川芎6克
桂枝9克	炙甘草6克	（三剂）	

三剂服完，精神好转，面色渐荣。只是节外生枝，自昨天起浑身发痒，如虫噬针刺，无有宁时。夜间尤重，不能安睡，舌脉同上。细思此证必因正气初复，乃正气欲祛邪外出之兆。继宜益气养血，略兼祛风以止其痒。方予当归饮子：

熟地黄15克	当归9克	白芍9克	川芎6克
黄芪15克	何首乌15克	刺蒺藜30克	荆芥9克

防风 9 克　　　甘草 6 克　　　（三剂）

四诊（5月28日）

身痒减轻，又出现下肢肿胀，略有压陷。舌红苔薄白，脉缓弱。此风邪已去，湿气独留。予上方加赤小豆 15 克以行水消肿。

上方服五剂，痒止肿消，精神健旺，面色荣润，半年痼疾终告痊愈。

咳喘失表

病症

李某，男，82岁，住北关，2017 年 3 月 30 日初诊。由于外感引发咳喘，已二十余日。住院被诊为慢性支气管炎、严重肺气肿，两肺感染，并肺纤维化。曾经吸氧、抗感染等治疗，证情明显好转。只是喘促短气始终未能减轻，堂弟邀余去医院一诊。

刻诊

见患者神疲乏力，精神不振。又自诉平卧则可，在房间慢走两个来回，则上气不接下气。痰白咳吐不利，全身不自然，时或有烦躁感，食纳减少，二便尚可。舌淡苔白，脉浮弦，按之大。

细思，其年高病久体已虚衰，而脉却浮，此病仍在表。弦为内有痰饮，脉大示正气已虚。长时间的表气郁闭，失于疏散，肺气壅遏，不能宣泄，郁久生热，而致是证。治宜外散寒邪，内消水饮，方予小青龙加石膏汤：

麻黄 6 克	桂枝 9 克	白芍 9 克	半夏 9 克
干姜 9 克	细辛 6 克	五味子 6 克	杏仁 9 克
生石膏 30 克	炙甘草 6 克		

二诊（4月3日）

上方服一剂后，自觉全身轻松，喘咳短气随之减轻。三剂服完，咯痰爽利，喘咳继减。舌苔变薄白，脉浮弦减弱，表邪已祛，肺气宣通。按说咳喘短气当平，但减而未除，此时脉弦大不能再以表寒内饮论治。《金匮要略》明言"弦则为减，大则为虚"，参之以证，说明肺肾虚衰，不能金水相生。予金水六君汤加味：

| 熟地黄 45 克 | 当归 9 克 | 半夏 9 克 | 陈皮 6 克 |
| 茯苓 12 克 | 炙甘草 6 克 | 杏仁 9 克 | |

三诊（4月7日）

连服上方三剂，咳喘短气大有减轻，舌苔薄白，脉弦，此为正虚邪气不服之象。与上方再加白芍12克、龙骨15克、牡蛎15克，继续服用，咳喘续减，证情稳定。经西安呼吸专家鉴定前后CT片认为较前有所改善。

感冒风湿治验

 李某，男，50岁，住本县，2007年2月22日初诊。外感经旬，更医数人，屡用解热发散等西药和中药，虽多次发汗，病终不解，求诊于余。

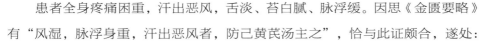

患者全身疼痛困重，汗出恶风，舌淡、苔白腻、脉浮缓。因思《金匮要略》有"风湿，脉浮身重，汗出恶风者，防己黄芪汤主之"，恰与此证颇合，遂处：

黄芪 15 克	防己 12 克	白术 9 克	桂枝 9 克
茯苓 9 克	炙甘草 6 克	生姜 9 克	大枣 4 个

服药仅两剂，汗出、恶风、身痛、困重悉除，病告痊愈。

按

感冒风湿，后世及教科书大多采用羌活胜湿汤或藿香正气散，鲜有用防己黄芪汤治之者。早在一千七百多年前，医圣张仲景就已明白昭示后人"风湿脉浮身重汗出恶风"，当以防己黄芪汤主治。余再加桂枝解肌祛风通阳化气，茯苓淡渗利湿。由于药症合拍，效果立竿见影，说明确属经验良方，经得起临床反复验证，是知古人不我欺也。

湿 温

病症 刘某某，男，32 岁，住大雷公村，1989 年 9 月 28 日初诊。患者发热四十多天，曾在当地打针服药，后又住县医院输液及用氯霉素等药。高热只能暂退一时，继而复热，如此反复不已，有时发热竟达 41℃。

　　患者面色微黄，精神萎靡不振，寒热往来，脘腹胀满有时恶心，舌淡、苔白腻，似太少合病。医用柴胡桂枝汤，仍发热不止，况且发热多在傍晚，腹满便溏，小便短赤，舌苔白，脉缓濡。此为湿温，治当清化湿热，予三仁汤加味：

杏仁 15 克	滑石 18 克	小通草 6 克	白蔻仁 6 克
淡竹叶 6 克	厚朴 6 克	生薏苡仁 18 克	半夏 15 克
大豆黄卷 15 克			

　　上方服四剂，午后不再发热，腹泻、尿赤均有减轻。唯时有阵热感，移时即消。白腻苔渐化，脉左弦数右濡滑，此湿渐化而余热仍未清也。予黄芩滑石汤加味：

黄芩 9 克	滑石 12 克	茯苓皮 9 克	大腹皮 6 克
白蔻仁 3 克	小通草 3 克	猪苓 9 克	栀子 9 克
淡豆豉 15 克			

　　上方服三剂后，阵热感消失，但仍精神差、四肢困倦、食纳差、自汗、身重、脉缓弱。此为病久湿热耗伤气阴。予清暑益气汤，益气养阴以善后：

黄芪 15 克	人参 9 克	白术 6 克	炙甘草 6 克
麦冬 6 克	五味子 6 克	苍术 6 克	神曲 9 克
青皮 3 克	陈皮 6 克	黄柏 3 克	泽泻 9 克
升麻 3 克	葛根 6 克	当归 6 克	

　　服上方三剂，由于证治熨帖，食纳渐增，诸证悉除，精神日益好转，逐渐恢复健康。

湿温是指在夏秋之交，长夏梅雨季节（大暑至白露期间）感受湿热病毒而得的一种外感时病。长夏每多阴雨，得日气熏照，则潮热上蒸，袭入肌表，着于经络即成湿温。其临床特点是身热缠绵，胸痞身重，舌腻不渴，病程缓长，后期易化热燥而致神智昏蒙诸证。其病以中焦脾胃为中心，正如《薛生白湿热病》篇第一条"湿热病属阳明太阴者居多，中气实则病在阳明，中气虚病在太阴"。又说，热为天之气，湿为地之气。热得湿而愈炽，湿得热而愈横。湿热两分，其病轻而缓；湿热两合，其病重而速。王孟英解释说："热得湿则郁而不宣，故愈炽；湿得热则蒸腾上熏，故愈横。两邪相合，为病最多。"明确指出湿热氤氲盘踞中焦，因湿与热的性质不同，一经结合，如油入面，故症状复杂，变化多端。其临床表现证情矛盾，比如身热而两足不温，口干而不多饮。既有头痛、自汗、心烦等热的一面，又有胸闷、恶心、便溏等湿的一面。因此，湿热为病，证状复杂，变化多端，能使谵语神昏，能使布发白痦，也能发生黄疸呃逆，以及时轻时重，好像剥茧抽丝，缠绵难已。

至于治疗，关键在于对气分的热重于湿或湿重于热的辨别，这关系到疗效。其辨证的要点如严鸿志的《感证辑要·湿热证治论》谓："湿多者，湿重于热也。其病多发于太阴肺脾，其舌苔必白腻。或白滑而厚，或白苔带灰兼黏腻浮滑，或白带黑点而黏腻，或兼黑纹而黏腻，甚或舌苔满布厚如积粉。板贴不松，脉息模糊不清，或沉细似伏，断绝不匀。神多沉困似睡，证必凛凛恶寒，甚而肢冷，头目胀痛，昏重如裹如蒙。身痛不能屈身，身重不能转侧，肢节肌肉疼而且烦，腿足痛而且酸。胸膈痞满，渴不引饮，或竟不渴，午后寒热，状若阴虚，小便短涩黄热，大便溏而不爽，甚或水泻……热多者，热重于湿也，其病多发于阳明肠胃，热结在里，由中蒸上。此时气分邪热郁遏灼津，尚未郁结血分，其舌苔必黄腻，舌之边尖红紫欠津，或底白罩黄，浑浊不清，或纯黄少白，或黄色燥刺，或苔白底绛，或黄中带黑，浮滑黏腻，或白苔渐黄而灰黑，伏邪重者苔亦厚且满，板贴不松，脉象数滞不调。证必神烦口渴，渴不引饮，甚或耳聋干呕，面色红黄黑混，口气秽浊。余则前论诸证或现或不现，但必胸腹热满，按之灼热，甚或按之作痛。"这位医家对湿偏重、热偏重两种类型的病位病机、主要症候阐发无遗，尤其对舌苔的描述更为具体，诚为辨证之着眼点，足资参考。所以湿温在中焦的治疗原则，不外乎苦寒清热、芳香化温、淡渗利湿，但是斟酌病情运用却不简单。应当始终遵循叶天士所言："救阴不在血而在津与汗，通阳不在温而在利小便。"是说救阴在养阴及汗之多少，便知津液之盈亏，由于湿热阻滞中焦阳气不得宣通，只有通过利小便祛除湿邪，阳气无所滞碍而宣通。故曰通阳不在温，而在利小便。一般以三仁汤为湿温证的通用方。前人很注重宣畅肺气，所谓"肺主一身之气，气化则湿亦化也"。全方以轻清开泄为主，并以杏仁为君药，旨在辛宣肺气以化湿邪，白蔻仁、厚朴、半夏芳香理气以化湿，薏苡仁、通草、滑石淡渗利湿以清热，合而共奏宣畅气机、清利湿热之效。余更加大豆黄卷透发中焦陈腐之气从表外泄。当然，单凭三仁汤应付湿温变化是不够的，可以参酌《温病条辨·中焦》篇中提出的半夏泻心汤、三香汤、茯苓皮汤、橘皮竹茹汤、黄芩滑石汤、薏苡竹叶散等方剂，使用此方以外的很多药物，如清热的黄芩、黄连、黄柏、栀子、金银花、连翘、蒲公英等。假使是湿重于热证，在燥湿化湿的同时选用苦寒燥湿之品较为适宜；如热重于湿，特别是有热化伤津的营分证者，选用金银花、连翘之类为宜，也可两类配合。如现阳明里结之证，亦可攻下排毒祛邪，但应注意过用寒凉会使湿邪裹滞，或戕伤阳气。

此外，厚朴、苍术之类虽为燥湿药，亦有抗菌抑菌作用。不要囿于燥湿伤阴，只要具备身热稽留不解，舌苔厚腻不化，即可大胆选用（余以为湿去则热无所附着，故清退迅速）。总之，湿温的治疗关键若能在气分阶段给予扭转截断，则不至于发生他变。若失治误治，发展为营血分证，则养阴清热、凉血清营，或开窍宣闭诸法，亦可随证选用。

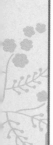

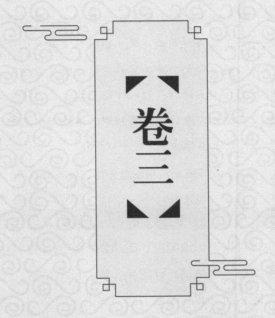

卷三

顽固呃逆（胃膈肌痉挛）

 病症

　　肖某某，男，76岁，住冯雷，2014年3月26日诊。患呃逆已有半月余，住院一周，输液服药均无效。出院后又请几位中医用中药数剂，均无寸效。呃逆频频，声彻室外，使旁听者倍感不安。患者及家属均心怀疑虑，不知所措，经人介绍求诊于余。诊室满座的人观其声色，均让其先诊。余即令剪其指甲，纳纸烟中点燃抽吸之，须臾，呃逆即止，众人俱称神奇，遂予以诊视。

刻诊 ▶

　　自诉近半月以来，日夜不休地呃逆，而致精神疲惫，胃脘胀闷，腹痛牵及两胁。食纳减少，舌苔白，脉弦缓。此胃失和降，肝气横逆，上犯脾胃。气机郁遏，欲舒不能则呃逆不绝，即西医所谓之"胃膈肌痉挛"。治宜疏肝和胃，降逆止呃，予丁香柿蒂汤合旋覆代赭石汤化裁：

丁香9克	柿蒂10个	旋覆花9克	生代赭6克
党参6克	半夏6克	枳壳9克	白芍18克
枇杷叶15克	炙甘草6克	全蝎3克	蜈蚣1条
生姜9克			

　　服上方一剂后，虽有欲呃之意，但终未呃起。三剂服完，呃逆全瘳。月余后某日，其子有病，前来就诊，询知其父呃逆愈后，未再反复。

　　余用此方治疗呃逆多人，效若桴鼓，均服一二剂即愈。

方中旋覆代赭石汤是伤寒、发汗、吐下后，心下痞硬、噫气不除之名方。其中旋覆花质轻辛散，味咸能降，有疏肝利肺、软坚化结之功，参草甘温，补中益气，扶正祛邪，半夏、生姜和胃降逆，祛痰化饮，佐以止逆下气的枳壳、枇杷叶，其效益彰。又呃逆往往因受寒而诱发，寒主收引，丁香柿蒂汤为治寒呃之效验方，用丁香温胃行滞，柿蒂苦温降气以止呃，合用颇为相宜。呃久食少，津血自然耗损。筋脉失养，肝气愈加横逆，乘胃克脾，胃气更逆，故配芍药、甘草酸甘化阴之品，养血荣筋，以疏挛急。全蝎、蜈蚣配合即止痉散，本为息风定痉而设，但息风止呕仍有卓效。故予方中配伍应用，其效卓著。

呕吐不食治验

病症

蒋某某，女，62 岁，住环南村，2011 年 12 月 6 日初诊。发病约有五月余，先在当地治疗无效，后又去省上数家医院检查，并未发现明显的阳性体征，治疗未见明显效果。患者原是个胖白丰满的人，如今体重减轻十余千克，显得格外苍老。家属颇为疑虑，认为如此呕恶不食，再迁延时日，恐难康复，故浼余为之背城一决。

刻诊

患者形体憔悴，神疲气怯，面色萎黄，褶皱满布。肢体乏力，不思饮食，每日勉强可吃二两许，进食一勺不当即觉恶心，甚至全部吐出。脘腹痞满，咽部始终有噎堵感，且口舌干燥。脘腹按之柔软，二便调和，别无不适。舌瘦红光而无苔，脉细缓弱。统观此证，总由起居失慎、疲劳过度损伤脾胃，属中医之虚劳范畴，非单纯厌食可比，辨证应属脾胃阴虚、升降失常所致。治当滋养脾胃之阴，降逆止呕，然后消息进退，仿上海名医张羹梅先生治不食方化裁。

生晒参9克	石斛12克	丹参9克	麦芽12克
佛手6克	黄连1.5克	山药12克	鸡内金6克
半夏6克	生姜9克		

去渣再煮，少量多次频服。

二诊（12月10日）

服上方三剂，呕吐基本遏制，时或仍有干呕现象，移时渐平。脘腹痞满略减，舌红略显津润，足见胃气渐有和降之意，脾气呈复苏之机。脉舌同前，仍食少无味，宗上方继续前进。

三诊（12月16日）

上方继服五剂，精神有所改善。舌上生出薄白苔，此胃气复苏之兆。此时亦不再呕吐，时或仍有呕感，咽部总觉有异物梗堵，近日自感全身还有寒束。验云：有得一分恶寒，便有一分表证。寒束感可能较太阳病轻浅，微呕，咽梗堵，脘腹痞满，默默不食，亦含少阳病枢机不利、胃不和降之意。思之，此证与太少合病的柴胡桂枝汤证颇合，只不过证情轻微而已。遂宗其法处方：

柴胡12克	黄芩6克	半夏6克	党参6克
桂枝6克	白芍6克	炙甘草3克	枳实6克
生姜6克	大枣4个		

上方连服三剂，寒束感顿失，胸腹豁然。咽部梗堵之状匿迹，全身轻松，精神活泼，食欲转佳，且食之有味，舌淡苔薄脉缓弱，病去十之八九。继予归芍六君子汤补气养血，以善其后：

生晒参9克	白术9克	茯苓9克	半夏9克
陈皮6克	当归9克	白芍9克	神曲9克
炙甘草6克	生姜3片	大枣4个	

上方服五剂。

春节时于街头偶遇患者，喜而言谢。称服完上药后，再未用过其他药，食纳日渐增加。一日三餐，再无呕恶现象，面色荣润，精神健旺。如此疑难久病竟告痊愈，让我坚信中医治病只要抓住主证，谨守病机，必药到病除。

■ ▶ 按

《类证治裁》有云："呕吐症，胃失和降使然也，由肝逆冲胃所致之。"一语道破呕吐症的病因病机。盖脾胃者，"仓廪之本，营之居也"，为人体气机升降之枢纽，化生气血之源。脾主运化升清，胃主受纳降浊，共同完成水谷的消化吸收和输布，从而滋养周身，故称脾胃为后天之本。《临证指南医案》有云："纳食主胃，运化主脾，脾宜升则健，胃宜降则和。"今因呕吐不食数月，迁延失治，不但胃失受纳通降之常，而且脾虚乏化，元气大伤，耗伤脾胃之气，津血相应亏虚，舌光红少苔，口咽干燥即是明证。胃津既耗，脾运不健，肝气乘之，升降失常，因之呕吐不止。食纳几废，化源匮乏，气血虚衰。既不能奉养脏腑，亦不能充养肌肉，是以神疲气怯，形体憔悴，四肢无力，舌光红少苔，口咽干燥，脉细缓弱即是明证。

治疗首当滋养脾胃之阴，佐以降逆止呕。组方不从单方面思考，而是汲取多方之精华。如用四君子汤之人参大补元气补脾益气生津，启膈散中之丹参养血祛瘀且清血热除烦满，地黄饮子之石斛养阴除痹，左金丸之黄连少量使用则清热健胃，又加健脾胃益肺肾之山药，以及治诸呕吐、谷不得下之小半夏汤。不专取一方，重新优化组合，更加切合病机，故疗效显著。

呕恶已止，胃气复苏，患者身感寒束，给辨证提供了可靠信息，"有得一分恶寒，便有一分表证"，脘痞不欲食微呕，则证兼少阳。用柴胡桂枝汤"和营卫、调胃气、通津液"，终获佳效。

脘灼泛酸治验

 病症　伍某某，男，45岁，住南井头村，2002年4月2日初诊。春节期间饮食不节，以致脘腹烧灼、胀痛、嗳气频频。自购药服之不效，经某医院消化科胃镜检查显示：反流性食道炎，胆汁反流性胃炎。中西药并投两月之久，非但病情不减，反而日益加重，因之由家人扶持浼余诊治。

▌刻诊▐　

患者形瘦神疲，面色惨淡，自诉胃中烧灼热辣，时泛酸水，上冲胸咽，发则势不可耐，食后中满倒饱更甚。大便溏，头拘胀，舌苔灰浊厚腻，脉濡弱。此饮食伤胃，运化失司，湿浊内阻，与胃热脘灼泛酸有明显区别。治当以温阳健脾为主，稍作苦寒以为导引，轻车熟路，便于取胜。予连理汤加味：

党参9克　　　白术9克　　　茯苓9克　　　半夏9克

| 陈皮6克 | 藿香9克 | 砂仁6克 | 干姜9克 |
| 黄连3克 | 神曲9克 | 炙甘草6克 | （三剂） |

二诊（4月6日）

中阳来复，阴霾渐散，离照当空，邪热自退。脾之运化复苏，胃气渐趋和降，泛酸减少，胃中烧灼减轻大半，但仍脘胀头拘，大便溏，舌淡苔薄，脉缓弱。方既中的，毋庸更张，前方继进，予香砂六君子汤加味：

党参9克	白术9克	茯苓9克	半夏9克
陈皮6克	木香6克	砂仁3克	厚朴9克
煅瓦楞12克	神曲9克		

三诊（4月12日）

脾胃运化渐趋向愈，脘腹胀满减轻大半，时仍头拘。此寒滞肝胃，因厥阴肝脉挟胃属肝，与督脉会于颠顶，厥阴肝经受寒邪侵袭，下焦浊阴之气上逆犯胃，胃寒气逆水谷不化，浊阴上犯清空故头拘。治当暖肝温胃，降浊散邪。予香砂六君子汤合吴茱萸汤加味：

党参9克	白术9克	茯苓9克	半夏9克
陈皮6克	木香6克	砂仁3克	吴茱萸6克
神曲9克	炙甘草6克	生姜9克	

服上方三剂，头身舒适，饮食正常，病告痊愈。

按

患者由于肝胃寒滞，长期得不到温散，加之医者一见脘腹灼烧泛酸，便以西医诊断的食道炎和胆汁反流性胃炎为着眼点，忽视了寒邪为患，被假象所惑，不加辨证地滥用清热消炎制酸等药，非但无效，反使脾虚不运、水谷停滞致阴火内焚，而现脘灼泛酸等假热之象。正如《内经》云："有所劳倦，形气衰少，火气不盛，上焦不行，下脘不通，胃气热，热气熏胸中，故为内热。"必须甘温方能除其热，可见古人所言确属经验之谈。

脘胀呕吐清水案

病症 某男，42岁，超市老板（浙江人），2003年8月10日初诊。十余日来，每于饭后脘腹胀满，扪之不痛，久即翻腾上漾，非得吐出清水始感轻快，其水并不酸臭。经西医检查为浅表性胃炎，予雷尼替丁等药不见好转，反有加重之虞，请余诊治。

刻诊

查得舌红、苔薄黄、脉弦缓。知系寒热壅于中焦痞塞气机，上下不能交泰。《素问·至真要大论》云："诸病水液，澄澈清冷，皆属于寒。"既然寒湿中阻，阴霾窃踞，肝胃俱寒，浊阴上逆，单凭半夏泻心汤中之干姜、半夏温中降浊化饮之力尚恐不及。故与上方加吴茱萸，凑成半夏泻心汤合吴茱萸汤复方，既能辛开苦降，以顺其升降，又能借吴茱萸大苦辛热之性，佐半夏、干姜温肝暖胃，下气降浊，似与本证病机颇合，遂书：

半夏9克	党参9克	黄芩9克	黄连3克
干姜6克	吴茱萸6克	炙甘草6克	大枣4个

▌二诊（8月12日）▌ »

由于药证对应，二剂服完，脘腹胀、呕吐清水未再发作。巩固疗效，上方再服两剂，病告痊愈。

泛吐清水治验

 同某某，女，40岁，住东井，2007年3月8日诊。胃病半年，经多方治疗，较长时间使用阿莫西林、奥美拉唑、雷尼替丁等，无效且有增重之虑。患者因此对西药失去信心，求余用中药治疗。

▌刻诊▌ »

脘腹胀满，不时泛吐无味冷清水。吐后，继之又吐，接连不断，且胃中饥嘈难忍，得食则胀。而饥嘈虽可暂安，移时复如故，颇以为苦。大便溏，日二或三次，小便频数欲解不利。舌淡苔薄白，脉迟缓。思郑钦安先生有云："胃主纳，而脾主运，今脾气衰而不运，津液上逆于胃口，以致心气不宁，故嘈杂吐水即是明验，理中汤力能温暖中宫，脾气健运，水气下行，嘈杂吐水自已。"余宗此义，予砂半理中汤合苓桂术甘汤加吴茱萸，冀以温中健脾、化气行水：

党参9克　　　白术9克　　　干姜9克　　　茯苓12克
半夏9克　　　吴茱萸9克　　桂枝6克　　　砂仁6克
炙甘草6克

上方服六剂，泛吐清水、饥嘈脘胀明显减轻。大便仍溏，小便频数而清，舌淡苔白，脉缓弱。大便溏薄关乎脾，小便清频主乎肾，脾主运化，肾主五液。所谓肾为胃关，关门不利，故聚水而从其类，此之谓也。予上方加益智仁9克，固其脾肾，暖其中下，继服十余剂，半年顽疾竟告蠲除。

泛吐清水病案，方书少有专论。此例乃寒饮困脾，脾阳衰而不运，以致寒凝湿聚，属太阴寒湿无疑。正如《内经》所谓："诸病水液，澄澈清冷，皆属于寒。"理中汤专为太阴虚寒而设，合苓桂术甘汤化气行水，伍半夏和胃、降逆化痰，药证吻合，取效迅速。

咳唾不绝治验

病症　　郭某某，男，88岁，住许家村，2018年11月6日初诊。早上十时左右，风和日丽，诊室里坐了不少候诊病人。此时一老翁被人搀扶进来，两手捧着塑料袋，里面装着卫生纸卷，一边走一边不停地咳唾。室内人之目光都汇聚在老翁身上，其难过景况让人同情，大家异口同声地主动让其先诊。

刻诊

患者形体消瘦，面色暗青，右眼帘外翻。舌淡苔白，脉沉略弦。自诉有痰饮自少腹上冲胸咽，厉害得很，欲咯不尽，不能自控。陪伴者说：病已月余，昼夜咳唾，无片刻休息，影响全家，都不安宁。历经几家医院，中西药均不见效。无奈前来求诊医治。的确，我临床五十余载，还没有遇到过如此严重的咳唾病症，忽忆《伤寒论》296 条有云："大病差后，喜唾，久不了了，胸上有寒当以丸药温之，宜理中丸。"又 67 条云："伤寒若吐若下后，心下逆满，气上冲胸，起则头眩，脉沉紧，发汗则动经，身为振振摇者，茯苓桂枝白术甘草汤主之。"《金匮要略·痰饮咳嗽病脉证治》又云："小青龙汤下已，多唾口燥，寸脉沉，尺脉微，手足厥逆，气从少腹上冲胸咽……与茯苓桂枝五味甘草汤治其气冲。"此外，眼下帘外翻，亦属脾虚，肌肉无力收摄之明证。可见，此证起于中焦阳虚，脾失健运，津液不布，上焦虚寒，肺失宣降，津液凝聚，手足太阴俱虚，津液不化，聚而为饮，寒水之气循冲脉上冲胸咽，因致是证。治当温中健脾，通阳化气，敛冲降逆。方拟理中丸合苓桂术甘汤加减化裁。

党参 9 克	白术 9 克	茯苓 9 克	干姜 6 克
半夏 9 克	桂枝 6 克	杏仁 9 克	炙甘草 6 克
五味子 6 克			

二诊（11月9日）

连服上方三剂，咳唾已愈大半。不再频繁咳唾，无须携带塑料袋，可坐下来候诊，比之前平静许多。舌淡苔薄白，脉缓弱，更予上方三剂。十余日后遇见其子，言说服完上药后咳唾已基本痊愈。

方中理中丸温中祛寒，补气健脾。更加茯苓，健脾利水，桂枝温阳化气，半夏和胃降逆，燥湿化痰，杏仁降气行痰，治咳逆上气，五味子收逆气而安肺。诸药合和，方证对应，因之疗效卓著。

不全性幽门梗阻治验

病
症

郭某某，男，27岁，住张坡，1982年2月4日初诊。两个月前，因外感及胃肠病变，在乡、县医院经多方面检查，按不全性幽门梗阻治疗月余，无多改善而出院。经人介绍，用人力车拉来，两人扶持至诊室，请余诊治。

刻诊 »

见患者形体消瘦，面色晦滞，精神疲惫，语声低怯。自言病已两月，饮食几废，食入即吐。检查腹部，脐以上至脘胀急如鼓，重按下脘微痛，脐以下柔软如常。排出大便细如笔杆，色灰黑，舌淡红苔白，脉细弱。统观以上脉证，属脾虚中满，胃肠郁滞之候，治宜消补兼施。处方：

| 党参9克 | 半夏9克 | 厚朴15克 | 甘草6克 |
| 生姜9克 | 大黄9克 | | |

二剂水煎，嘱其多次少量频服。

二诊（2月6日） »

服上方两剂后，呕吐即止，腹胀减轻。粪变粗，色转正常。药已中的，毋庸更张，原方继进。

三诊（2月8日） »

又服上方两剂后，诸症悉除。唯久病体弱，难以骤复，胃纳尚差，予异功散加味以善其后。处方：

<table>
<tr><td>党参 9 克</td><td>白术 9 克</td><td>茯苓 9 克</td><td>陈皮 6 克</td></tr>
<tr><td>山药 12 克</td><td>鸡内金 6 克</td><td>炙甘草 6 克</td><td></td></tr>
</table>

上方连服四剂后，食纳渐增，体力日复，逐渐康复如初。

按

西医之病名"不全性幽门梗阻"，相当于中医之"下脘不通"。经云："清阳出上窍，浊阴出下窍。"若下既不通，必反上逆。所谓阴阳反作，气逆不从，食虽入胃，而气反出之矣。盖脾主升清，胃主降浊。大肠之传导功能是胃腑降浊之延续，其纳化相成，升降相因，才能维持脾胃的正常健运。此证呕吐不纳两月有余，体衰神疲，饮食几废，其脾胃之气，耗伤过甚可知。粪细色灰黑，是胃肠郁滞、降浊有限之明证。脾失运化，则清气不升，胃失和顺，则浊气不降，气机壅滞，腑气不通，是以腹胀呕吐不纳。诚如《诸病源候论》所云："脾虚故胀，其胀不已，连滞停积。"可见此证之腹胀吐逆，是由脾虚失运、胃肠郁滞所造成，故治宜清补兼施。考《伤寒论》有云："发汗后，腹胀满者，厚朴半夏甘草生姜人参汤主之。"是为脾虚气滞而设。对于此证，治得其半。再参《金匮要略》"食已即吐者，大黄甘草汤主之"，是为胃肠壅塞所制。两方与本例病机颇合，故合而用之。方中厚朴宽中除满，大黄荡涤肠胃，推陈致新，相互配伍，寓承气之半于方中，其宽中下气导滞之功益彰。半夏降逆开结，生姜辛通滞气，参草补中和胃，通补兼施，方臻完善。俾脾气健运。胃肠通降无阻，其吐逆胀满何由而作。随后以异功散加味健脾益气，而竟全功。

脘腹痞满治验之一

 病症　　贺某某，男，55 岁，住范家卓，2009 年 4 月 7 日初诊。一月前因饮食不慎，罹脘腹胀满，泻下溏薄，医见舌淡红花剥，以为脾阴虚，屡用沙参、麦冬、石斛等药十余剂，腹胀便溏有增无减，求余诊治。

刻诊　　》》

细加分析，考《灵枢·胀论》曰："寒气逆上，真邪相攻，内气相搏乃合为胀也。"《素问·阴阳应象大论》曰："寒气生浊，浊气在上，则生䐜胀。"于此可见，胀满多因寒湿而成。正所谓"肠寒作满病"。每在寅卯之时泻下二三次，便质溏薄，此肝气萌动，寒湿乘脾胃虚弱而客之，以致中阳不振，水谷不能正常运化而停滞，气机因之不舒，发为胀满。医据舌苔花剥，以为脾阴虚，屡用沙参、麦冬、石斛等阴腻之品，对病不但无益且有助湿之患。因舌花剥并无口干渴等阴虚燥热之证，只是胃肠功能薄弱而致津液不能输化分布，所以此例舌苔花剥，属脾胃虚寒、胃肠功能衰减的现象。所谓失之毫厘，差之千里。治当温中补虚，振奋胃肠功能。方拟砂半理中汤加味：

| 党参 9 克 | 白术 9 克 | 干姜 9 克 | 茯苓 9 克 |
| 半夏 9 克 | 砂仁 6 克 | 吴茱萸 6 克 | 炙甘草 6 克 |

三剂，水煎服。

二诊（4 月 10 日）　　》》

服药三剂，脘腹舒适，大便较前转稠，脉舌无多改变，说明药已中毂，毋庸更张，宗上方加：

　　木香 6 克　　　　补骨脂 9 克

　　三剂，水煎服。

　　此方服后许久，恰于街头遇见患者，言其服药一剂后，早上至下午二时还未解大便，三剂服完，脘腹胀满尽消，病告痊愈。

脘腹痞满治验之二

　　江某某，男，50 岁，住洼里卓，2015 年 2 月 6 日初诊。脘腹胀满已半年，自购舒肝健胃、消食导滞之药，服之无效。又请医开方服药，效果不佳。昨夜撑胀更甚，不得卧寐，前来求诊。

刻诊

　　见患者面色暗滞，腹笥膨亨，午后尤甚，按之坚满但不痛。食纳减少，噫气不除，大便少而不畅，舌暗苔白，脉弦涩。统观诸证，诚属土壅木郁。正如《金匮悬解》所谓：寒水风木之邪合而贼土，土湿脾困，迫于风木之侵，滞寒不运，是以胀满。由于脾胃湿阻气滞，影响肝气条达，治当舒肝解郁、和胃降逆。予解肝煎加味：

紫苏梗 9 克	厚朴 9 克	半夏 9 克	陈皮 9 克
茯苓 9 克	白芍 9 克	砂仁 5 克	柴胡 9 克
枳壳 9 克	桔梗 9 克	木香 9 克	川芎 6 克

甘草 3 克

连进三剂，肝气渐趋条达，脾胃健运之职始复。矢气频加，腹筒膨亨消减。坚满松动，臆气减少，夜寐安舒，舌暗苔薄，脉弦缓。药已中毂，毋庸更张。继上方连用五剂，痞满全消。脘腹柔和，食纳有增，复用香砂六君子汤理气健脾，巩固疗效。

脘腹痞满治验之三

病症　杜鹏，男，36岁，住北京，2018年11月6日初诊。患者于十月前去云南丽江旅游，不小心感冒，当时即咳嗽、气短，呼吸时胸痛。从高原下来，症状减轻，唯气短一直存在。鉴于正在备孕，没敢去医院拍片检查，就按气管炎在当地用了消炎和保肺的药。其间也看过中医，服过中药，经过十个月的治疗，效果不明显。此次回老家探亲，浼余诊治。

见患者形色尚无较多改变，自觉气短和呼吸不舒的感觉一直持续。主要是从晚饭后一直到睡觉都比较难受。心下痞硬满，按之石硬，但不疼痛，咽部始终有异物感。大便溏薄，日二三次。舌淡胖苔白有齿痕，考虑患者年轻体壮，予枳实薤白桂枝汤，服后效果并不理想。经反复思考，再三推敲，始悟此证缠绵近十月，更医多人，中西药杂投，久病必虚，大便溏薄，日二三次，舌淡胖苔白，边有齿痕，乃脾虚之明证。屡多使用芳香行气之品，势必耗散其真，使虚者益虚。脾胃为中土之脏，主司上下枢机。中阳不运，化机不转，自然清阳不升、浊阴不降，乃生膜胀。胃气不能通降，痰气迫逆，故咽部有异物感。所谓塞而不通者谓之痞，胀而不消者谓之满，晚饭后恰是阴气渐盛之时，颇合"肠寒作满病"之理。说明此证脾胃虚寒是其本，气滞痞满是其标，治当温运脾阳，疏理气机。予理中合解肝煎化裁：

党参9克	白术9克	干姜6克	半夏9克
陈皮9克	茯苓9克	紫苏梗9克	厚朴9克
白芍9克	木香6克	砂仁3克	炙甘草6克

二诊（11月13日）

服上方五剂后，患者肚子发硬的感觉几乎消除，按之柔软，但晚饭后还有点胀。呼吸不舒服的感觉减少，持续时间也短了，咽部异物感几乎消失，只有点发痒。舌淡红苔心白较厚，边有齿痕。在上方的基础上继续调理，短期内终获痊愈。

脐腹畏寒治验

病症　　皇甫某某，男，42岁，住东巷，2003 年 8 月 16 日初诊。一年多来，脐腹部畏寒，历经多人医治，用附子理中丸等药仍不能解其寒，无奈只能在盛夏时带上肚兜，否则脐腹寒冷不可耐。颇以为苦，求治于余。

刻诊 »

　　患者除脐腹畏寒外，还有口苦、舌红、苔薄黄、脉缓等表现。细思脐腹为至阴之地，如此畏寒必定脾肾阳虚。附子理中汤专为温补脾肾而设，本为的对之治，何以不效？寻思良久，始悟《伤寒论》有云："伤寒胸中有热，胃中有邪气，腹中痛，欲呕吐者，黄连汤主之。"此症虽无腹中痛，然而脐腹如此畏寒，说明寒邪窃踞在下。口苦、舌红、苔薄黄，乃上焦有热之征。综上所述，其上热下寒明矣，寒热阻格，不能交通，因此上自热而下自寒。所以单纯温药不能胜任，必须清上温下，交通阴阳，黄连汤方可奏效。拟方：

黄连 6 克	干姜 9 克	党参 9 克	半夏 9 克
炙甘草 9 克	桂枝 9 克	白芍 12 克	大枣 4 个

二诊（8 月 19 日） »

　　服药两剂，脐腹畏寒已愈大半。说明上热得清，下寒渐温，阴阳有交通之兆，病邪呈消退之征。效不更方，击鼓前进，继服两剂。从此脐腹部不再畏寒，已去掉肚兜。后有类似此症者，患者以方相赠，皆收满意效果。可见经方神妙，全在辨证准确耳。

肠梗阻治验

 病症 　　吴某之母，96岁，2018年5月8日诊。三天前由于腹胀痛，呕吐，急诊入住当地矿区医院。查为肠梗阻，立即给予灌肠，输液。用药三日肠梗阻仍未消除。腹胀痛，呕吐依然。医院考虑手术，担心患者如此高年能否承受。家人亦十分着急，不知所措，力邀余诊治。

▌刻诊▌

　　至其家，见患者躺卧床上。腹胀如鼓，按之坚满疼痛，脐下小腹部膨脝胀痛尤甚。不时呕恶，并无矢气，也不大便。舌苔黄厚腻，诊脉弦劲，按之不衰，有似真脏脉之象。此乃关格大症，邪实正虚，至危之候。告诉家人，做好两手准备。先尽人事，积极救治，予张锡纯之硝菔通结汤。

　　一、生白萝卜5斤，芒硝120克，先将白萝卜切片，分为三份。以水五斤，下芒硝和一份萝卜，煮至萝卜烂熟捞出，入第二份萝卜煮烂捞出，再入第三份萝卜煮烂捞出，得浓汁约500毫升，与下方药汁混合。

　　二、红参、半夏、枳实、槟榔、木香各10克，加水500毫升煎取250毫升，与硝菔通结汤汁混合，总共750毫升，分为五份，每次服150毫升，大便不解，2小时后再服一份，便通停药。

　　初服药汁下咽，立即恶心呕吐，但药未尽吐。隔2小时继服第二份，服后呕吐减轻。移时则腹中鸣动，频频矢气。随之泻下甚多结粪及酸腐臭秽之物，腹胀顿减，梗阻消除。

硝菔通结汤是张锡纯治大便燥结久不通身体兼羸弱者。张师认为，芒硝软坚通结，虑咸寒之性太过，损肺伤肾，劳疾下元虚寒者，尤非所宜。莱菔味甘，性微温，煨熟食之，善治劳嗽短气，其性能补益可知。与硝同煎，其咸味尽被莱菔提出，莱菔汁浆尽与芒硝融化，其甘温可化芒硝之咸寒，其补益可缓芒硝之攻破，虽猛悍而开结之力最速。患者寿望期颐，上下隔拒，不时呕恶，邪实正虚之候。故又用人参大补元气，半夏降逆止呕，枳实、槟榔、木香消积破滞，以助硝菔软坚通结之力，药证相应，疗效迅速。

肠梗阻术后腹痛治验

 病症 赵某某，男，40岁，住罕井，2005年6月8日初诊。患者于5月24日，因腹剧痛入矿区医院急诊，经检查按肠梗阻即行手术。手术成功，只是术后已逾半月，屡用补液、消炎、解痉、镇痛之品，腹中仍然绞急胀痛不减，今由家人陪同求诊于余。

刻诊 ▶▶

患者双手抱腹，蜷曲不可伸展，十分痛苦。当即检查，见伤口左下侧有如核桃大紫斑一块，腹痛胀满，按之坚硬不柔。食纳锐减，消瘦乏力。十多天来，非服番泻叶大便不能畅下，舌质淡、苔白厚、脉缓。考虑此证发生当有两种因素，一则由手术耗伤气血，将息失宜；二则长期使用番泻叶戕伤脾胃，致中宫虚寒、中阳失运。由手术伤其肠胃脉络，脉络瘀阻在所必然。又遇虚寒相加、寒滞经脉、温运无力、不通则痛。书云："脾为后天之本，在五行属土，脾胃一败，百药难施。"根据标本缓急，当先温运中阳、调理脾胃、兼行气血，方予砂半理中汤加减：

党参9克	白术9克	干姜9克	茯苓9克
半夏9克	砂仁6克	木香6克	当归9克
白芍12克	乌药9克	炙甘草6克	

二诊（6月11日）

服药三剂后紫色斑块基本消退，痛胀均已减轻，按之较前柔软。说明中阳已复温运之机，瘀血呈现渐消之势。唯其疼痛下移，以脐下为著。大便溏薄、舌苔白厚、脉缓弦。小腹为厥阴之地，疼痛下移脐下，必然气血阻滞，逐瘀必先行气，故在暖培卑监的基础上增加疏肝行气之品，标本兼顾：

党参9克	白术9克	干姜9克	茯苓9克
半夏9克	砂仁6克	柴胡9克	白芍12克
枳壳9克	香附9克	当归9克	元胡9克
川楝子9克	小茴香6克	乌药9克	炙甘草6克

三诊（6月15日）

面色渐荣、食纳有增、精神日复。腹痛大减，腹肌按之较前松软，正气已固，当逐瘀行络以为善后。方议膈下逐瘀汤：

桃仁9克	红花6克	赤芍9克	乌药9克
元胡9克	当归9克	川芎6克	五灵脂9克
枳壳9克	香附9克	牡丹皮9克	甘草6克

上方服三剂，诸证递减，逐渐康复。

外伤后大便闭结验案

 病症　　安某某，男，30岁，住高阳，2001年7月16日诊。三天前在井下采煤，天板塌陷轧伤患者胸腹部，送医院急救。查得八根肋骨折伤，血气胸，降结肠破裂，弥漫性腹膜炎，膀胱挫伤，尿道损伤，腹膜后血肿。行急救术，手术成功，住观察室昼夜监护，连续给氧，留置导尿管。于今三日，未见矢气，更无大便。主管大夫认为以通大便为急务，予大承气汤、开塞露、灌肠等治疗，仍未大便，邀余会诊。

刻诊 ▶▶

见患者面目青紫肿胀，神气昏愦，视物懵懂，腹部胀急，按之不柔。全身紫肿，左侧尤甚，舌红绛而干，枯晦不泽。脉急疾，按之鼓指，脉浮气露若此，时刻有阴阳离决之虑。元气亦不绝如缕，正虚邪实，颇为棘手。诚如《素问·六节脏象论》所云："人迎与寸口俱盛四倍以上为关格。"此时，单用通便，元气已虚，何能运药，即或溏便又何能下？值此千钧一发之际，治宜复元固本，活血通便。勉拟生脉散合桃核承气汤加味，冀其正复便通，以解燃眉之急。

人参9克	麦冬9克	五味子6克	桃仁9克
桂枝9克	大黄9克	枳实9克	芒硝6克（烊化）
甘草6克			

嘱其立刻煎服，两小时后频频矢气，随即泻下黑褐色坚硬结粪，证情转危为安，为日后治疗铺平了道路。

肠痈治验（阑尾炎）

　　景某某，男，52 岁，住汉寨，2006 年 8 月 24 日初诊。此前四日，患者因腹痛在县、市多家医院诊疗。诊断不一，治疗无效。患者因疼痛难忍，为明确病因，于之前一日去西京医院诊治。经核磁共振等检查，诊为阑尾炎。由于患者腹痛剧烈，医生急用止痛针（药名不详），但疼痛仍不能缓解。医生让其住院手术，因钱凑不够，只得回家。四日来每家医院都得支出千余元，身为清贫农家，又有三子上学亦需花销，实属不易。贫病交困，不知所措。邻人怜其所苦，介绍余为之一诊。

刻诊

　　见患者形容消瘦，面色萎黄，以手捧腹，腹痛腰蹐，坐立不安。按腹平坦柔软，右少腹麦氏点有反跳痛，大小便正常。此虽系肠痈（阑尾炎），却与湿热蕴结阻塞肠道以及湿热壅遏瘀阻化脓者有别，舌淡苔薄，脉弦缓。余以为少腹乃肝经所循行，必因素体虚弱，加之劳累，复感邪气。更因情怀抑郁，导致肠道传化功能失常，气滞血瘀，肠络阻滞，以致是证。急宜理气散瘀，缓急止痛。先取气海、足三里针刺，得气后强刺激，留针 20 分钟，疼痛有所缓解。更予四逆散合金铃子散加味，理气活血止痛。

| 柴胡 9 克 | 白芍 18 克 | 枳壳 9 克 | 当归 9 克 |
| 香附 9 克 | 元胡 9 克 | 川楝子 9 克 | 甘草 6 克　　（三剂） |

服药尽剂，腹痛如失。却因连日多地奔波，疼痛折磨，身体消瘦，食少神乏，舌淡苔薄，脉弦弱。当予归芍六君子汤健脾益气养血，以善其后。

党参9克　　　白术9克　　　茯苓9克　　　半夏9克

陈皮6克　　　当归9克　　　白芍12克　　炙甘草6克

上方服三剂，食欲增加，精神健旺，康复如初。

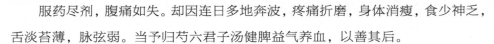

按

阑尾炎类似中医之肠痈，属外科范围，证多由毒热壅结肠腑。自《金匮要略》所载，治疗肠痈的代表方剂大黄牡丹皮汤，后世屡用不爽，洵为治疗此证的特效方。然而本案已被诊为阑尾炎，却没有具备大黄牡丹皮汤之腹满便结、痛处固定包块隆起、拒按等症状。从气滞血瘀论治，先用针刺气海、足三里以疏通肠腑之气，缓解挛急之痛，继以理气活血的四逆散合金铃子散。针药配合，通则不痛。如此肠痈腹痛急症，迅速取效。况且治疗费用低廉，非西医所可比拟，此乃中医之优势。

脱肛合并淋秘治验

病症　　李某某，男，74岁，住靳家堡，2011年12月8日初诊，旧患痔疮，时发肛门脱垂，不能自收。近日又因小便黄赤涩痛、排尿不利而住院，经西医检查诊为泌尿系感染。打针吃药十余日，症情有所缓解。因患者不愿继续住院治疗，遂出院浼余诊治。

患者面色萎黄，病容痛苦，身体孱弱，精神不振。肛门脱出寸许，淡红而不肿，以手扶之，不久仍会脱出。坠胀憋痛难忍，大便干燥难解。小腹急结抽痛，小便黄赤浑浊，欲解则痛不可耐，但解则涩痛点滴而下，解后仍频欲登厕。腰背酸坠，舌淡苔白，诊脉虚弱。

综合以上脉证，此年老久病气血亏虚，以致中气下陷，肌肉松弛，韧带无力收摄之故。新近湿热乘虚蕴结膀胱，是以小便黄赤涩痛，淋秘难解，诚乃本虚标实之症。单以急则治其标，恐罹虚虚之祸，独尊缓则治其本，怕蹈助纣为虐之咎。在此攻补两难之际，攻不伤正，补不恋邪，诚属两全之策。故拟补中益气汤合八正散化裁，攻补兼施，冀其正固而邪却：

黄芪 15 克	党参 9 克	当归 9 克	柴胡 9 克
升麻 6 克	车前子 9 克	大黄 9 克	木通 9 克
瞿麦 9 克	萹蓄 9 克	栀子 9 克	滑石 18 克
甘草 3 克

■ 二诊（12 月 12 日）▶ ≫

连服三剂，患者正气得以恢复，脱肛明显回收。湿热得以清利，小便频数涩痛基本消除。只是大便带血，血色鲜红，精神较差，舌淡苔白，脉缓弱。此湿热已退，中气尚虚。继以补中益气汤加地榆、仙鹤草补益中气兼止便血。

黄芪 15 克	党参 9 克	白术 9 克	茯苓 9 克
当归 9 克	柴胡 6 克	升麻 3 克	陈皮 6 克
仙鹤草 15 克	地榆 9 克	甘草 6 克

服上方五剂精神振作，便血止而脱肛回收，继续调理而安。

晨泻治验

 病症　李某某，女，26岁，县农机修造厂职工，1991年10月6日初诊。自诉病逾十载，每晨即泄。经几家医院诊为"慢性结肠炎"，多方治疗鲜效。每至黎明即泄，甚或连泄二三次。泄前肠鸣腹胀，绕脐作痛，左侧少腹按之疼痛显著。里急窘迫，粪质稀溏，有时夹杂黏液，泄后除略觉疲乏外，一如常人。经人介绍，前来就诊。

刻诊

　　见患者形体消瘦，舌淡苔白，脉弦缓。统观脉证，知黎明腹痛急迫而泄，乃抑郁之木气于寅卯生旺之时行发泄也。脉弦亦肝木郁陷、乘犯脾土之候。腹满便溏脉缓，为脾虚湿阻。再参先哲"久病入络，穷必及肾"之训，诊为肝木乘脾。脾肾阳虚，湿阻络瘀，证情复杂，非寻常温健脾肾淡渗止泄所能为功，尚须突出扶土抑木，养血活血，治法始臻完善。思《金匮要略》当归芍药散具备健脾利湿、养血疏肝之功用，于此证适当再加温补脾肾、敛涩止泻之品，尚觉合度。于是处方：

当归9克	白芍12克	白术12克	川芎6克
茯苓10克	泽泻15克	香附9克	干姜9克
乌梅9克	补骨脂9克	仙鹤草30克	

　　服两剂后，清晨只解一次大便，且可稍微拖延，不像之前那么急迫，也未发现黏液。方已建功，勿容更张，仍予前方再进三剂。服完三剂，大便已成形，便前腹痛急迫等证均愈强半。守方再投五剂，早晨不再大便，推至午后，大便

每日一次，便时亦无不适。一切症状解除，随访十余年间未见复发。

晨泄亦称五更泻。临床多责之于肾虚，然亦与肝脾密切相关。盖因肝主疏泄，脾主运化，脾之健运有赖于肝的正常疏泄。若肝气郁结，失于风木条达之性，疏泄无权，于五更生旺之时，辄乘土位，常在黎明腹痛急迫而泄，欲伸郁陷屈曲之性。又肝藏血，体阴而用阳，气机郁滞，生发之令不行，日久必致血瘀。肝木乘土，脾气必虚，健运失司，水湿阻滞失于运化而泻作。正如古人所谓"湿多成五泄"。脾居中土，脾病则气血生化乏源，不独呈现气虚见证，而是气虚血亦伤。正如江苏丁光迪教授所谓："晨泻久延，不独气虚下陷，血亦随之损伤，每见血虚血瘀之变。"

综上所述，此证是由拖延或治疗不当所造成。因肝脾长期得不到协调，必然导致肝郁络瘀。脾虚湿生，治疗必须首先考虑抑肝扶脾，养血活血。当归芍药散中，当归、白芍、川芎养血活血，增香附调理肝气，取气为血帅、水随气转之意。配乌梅、仙鹤草助白芍以制肝涩肠。白术、茯苓、泽泻健脾利湿，又因肾司二便，久泄缠绵，不仅脾阳式微，且多致肾阳亦虚。肾为封藏之本，有赖脾气之培养，而肾阳不振，命门火衰，又能使脾运失职，二者互为因果。补骨脂、干姜温固脾肾，故加之。药证相符，俾气血调和，肝木条达，脾运得健，肾气得固，积年晨泄，终告蠲除。

腹　泻

 张某，男，50岁，住蒲城，2002年4月23日诊。春节过后，即患腹泻。初未介意，自购诺氟沙星、泻痢停等药服用。泻止，停药又复发，缠绵难已。去医院治疗，输液、服中药亦未见效，即来求余诊治。

刻诊

见患者面色晦滞，身体消瘦，食少、肠鸣、便溏，色质无异，日三四次。泻前腹内凝滞，犹如针刺样微痛，随急迫欲便，解后安然无恙。先予调理肝脾之剂，服药后泻减，继服效不佳。细思此症除脾虚健运失司外，必然肝气失于条达，以致血行涩滞。查舌暗红、苔少，脉弦涩，断定此症有瘀可稽。忆及清王清任有膈下逐瘀汤治久泻之论，毅然处以膈下逐瘀汤：

桃仁9克	牡丹皮9克	赤芍9克	乌药9克
元胡9克	当归9克	川芎6克	五灵脂9克
红花6克	香附9克	枳壳9克	甘草6克　（三剂）

一剂服下，肠鸣便溏已愈强半，三剂服完大便正常，日行一次。为巩固疗效，予参苓白术散和痛泻要方健脾舒肝，以善其后。从此腹泻再未复发，可见久泻还应考虑到瘀血的有无，这对腹泻的辨治不无裨益。

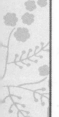

协热下利案

病症　　王春英，女，54 岁，住马村矿，2017 年 9 月 18 日诊。前三日因外感，在当地医院打针、服药，以致汗出后全身抽搐。非但体温不降，反而上升至 39℃以上。患者于是自行出院，浼余为之诊治。

刻诊

见其面色青滞，精神萎靡，乏力气怯。身着厚衣，仍然畏寒，四肢不温。脘腹痞满，大便溏薄，日二三次。察舌淡、苔白、脉沉迟，身虽大热，却无外证可据。此乃中气大伤，脾虚胃弱，运化无权，清浊不分，而下利。当属中气虚败，不能分理阴阳，推托邪热以解肌，遂协热而下利。急宜温补中气，枢转升降之机。予桂枝人参汤。余虑其中气伤、坎阳亦伤，单用上方恐难胜任，更加附子以回先天之阳。予桂附理中汤：

党参 9 克　　　白术 9 克　　　干姜 9 克　　　桂枝 9 克

附子 9 克　　　炙甘草 9 克

水煎分二次温服。

服药二剂，体温下降至 37℃。此中阳已复升降之机，邪热退去。但正气初复，全身仍乏力。汗出，腰痛，气短，咳嗽咯清痰。不想吃饭，大便仍稀，舌淡苔白，脉沉缓弱，仍属脾肾虚弱之证，当继续温培脾肾。予上方去桂枝连服三剂而痊愈。

按

人参汤即理中汤。伤寒论有"太阳病，外证未除，而数下之，遂协热而利。利下不止，心下痞硬，表里不解者，属桂枝人参汤"。此言表证误用下法，屡伤里气，中阳虚馁，不能推托邪热以解肌，故协同邪热而下利。用桂枝人参汤温中祛寒，使中阳健运，毋需急于解热，而下利及邪热自解。所谓治病必求其本。临床上也有不因误下，由其素体阳虚感冒风寒，或感冒发热过度疲劳，均可出现本证。亦可采用上方，温补中气，使中阳得复，诸证自可立愈。如果中焦虚寒累及坎阳亦伤，当遵"自利不渴者属太阴，以其脏有寒故也，当温之，宜四逆辈"。加附子以补先天之阳，俾脾肾之阳健运，诸证自已。

厥阴病久痢

病症　　　刘某某，女，61岁，住林皋，2013年4月11日初诊。患者言称每次小便时必然大便少许，质地溏薄，已经年余，中西医多方治疗少效。近来又增心慌心悸，夜不能寐。因是顾虑重重，专程浼余治疗。

刻诊

见患者面色晦滞，神气怯弱。腹部柔和，并无所苦，饮食减少，只是口苦干涩，时或流口水，指甲灰青，血压180/90mmHg，舌红光，脉弦缓。

细思此证迁延年余，多方治之而乏效。缘因此证不同于一般的寒热下利，类似于《伤寒论》之厥阴病久利。盖小便时大便，乃肝木乘土、土败木贼之象。口苦干涩乃阳热在上之证，纳减便溏流口水显示脾虚不能摄津。肝血郁滞，是以爪甲灰青不泽，心慌心悸乃久虚之故。综合分析，颇似厥阴病乌梅丸证，遂处方：

乌梅 12 克	党参 9 克	细辛 3 克	桂枝 9 克
当归 9 克	蜀椒 4.5 克	干姜 9 克	黄连 6 克
黄柏 6 克	附子 6 克		

二诊（4月15日）

服上方三剂，小便时不再大便，心慌、心悸、不寐均有所减轻。可见乌梅丸主治久痢之疗效确切，更以健脾养血安神之剂调理而渐趋康复，血压随之亦下降至 140/90mmHg。

按

厥阴属肝，为风木之脏。其脉循阴器，抵少腹，布胁肋。由于肝之疏泄失司，脾气虚弱，肝气乘之，致小便时必然大便。由于病久脾气亏虚，运化迟滞，难以化赤奉心。心失其养，势必心悸失寐。肝与胆相表里，以血为体，以气为用，气有余便是火。肝胆之火上炎，是以舌红光，口苦干涩。又肝主筋，其华在爪，肝血郁滞爪甲失荣，故色灰青。综上所述，此证完全符合厥阴病阳热于上，阴寒居下，肝木乘土，土败木贼这一错杂病机。倘不加仔细辨析，套用成方，是很难达到如此疗效的。

全结肠溃疡治验

 病症

　　赵某某，男，53岁，住火车站附近，2001年4月17日初诊。患溃疡性结肠炎半年余，在当地治疗无效，转西京医院诊治。据内镜所示距肛门90cm，近肝区以下结肠黏膜布满大小不等之片状溃疡；糜烂覆茧白苔，黏膜充血水肿出血，60~30cm肠段黏膜布满大小不等之假性息肉，取材结扎，全结肠及直肠腔窄小僵硬，分泌物血性。诊为溃疡性结肠炎（考虑全结肠型），治疗乏效。日渐危重，建议出院回家以备后事。家人不忍坐以待毙，经人介绍，邀余以决死生。

刻诊

　　见患者形体羸瘦，头发稀疏，面色萎黄。卧床不起，神疲气怯，倦怠嗜卧，眼睛少神懒睁。先以便脓血为主，今所泻尽些黏液如胶冻鱼肠之物。且便次特频，约一小时一次。除此之外，甚则所食牛奶全不消化，穿肠而过，侧身自遗，仍是牛奶。足见证情之危殆，欲脱之势令人堪忧。按其脘腹痞满，全无柔和之感。此极虚夹实之候，察舌光红，脉细弦无神。

　　统观以上脉证，当属中宫损极，脾阳不振，继而脾阴亦伤。又肾为胃关，开窍于二阴。久痢必损及肾，以致关门不固。肾命之火不能煦土，土虚木乘，犯胃克脾。脾胃虚弱，所进水谷乏于腐熟运化，久酿瘀浊，腐蚀肠道。血败肉腐，是以结肠溃烂，脂膏杂下，久治不愈。以致危象四伏，治之颇感棘手。细思前人有万病不已，应从中取，建中州，以溉四旁。先宜温运脾肾，以固滑脱，寒热并调，以和阴阳。拟参苓白术散化裁，以观后效：

党参 15 克	白术 9 克	茯苓 12 克	桔梗 6 克
山药 15 克	薏苡仁 12 克	扁豆 9 克	当归 15 克
白芍 15 克	干姜 9 克	黄连 3 克	木香 6 克
乌梅 6 克	炙甘草 6 克	仙鹤草 30 克	

上方以水 2000 毫升，煎取 600 毫升，多次徐徐频服。

二诊（4月28日）

五日服完上方两剂，收效显著，精神略振，稍能进食。便次有所减少，可见粪质，舌淡红，已生薄白苔。可见药已中鹄，胃气有复苏之兆，脾肾有振颓之机。效不更方，继续服用三剂，证情日见好转。

此后在上方的基础上随证增损，服用月余。每日可食四五两，精神倍增。早上可以自己起身外出晒太阳，还可步行三百余米。谁知近两日来又发现两腿脚肿胀，按之凹陷，小便不利，舌淡苔薄白，脉沉缓弱。考虑此中气不足，元气散漫，气血大亏。脾病日久必累及肾，脾肾温运无力，水湿不化，聚而为肿。正如张景岳所说"夫水虽制于脾，而实主于肾。气之与水，本为同类。但在化与不化耳，故阳旺则化，阳衰则不化"。而水即是邪，所以水肿之病，本源于肾。肾虚则真阳不足以煦和，脾伤健运失常，致令精华腐败于中。气化失常，元气散漫，精血亏损，发为水肿。治当温补脾肾，以行水湿。方拟金匮肾气丸合理中汤化裁：

黄芪 18 克	太子参 12 克	白术 9 克	茯苓 15 克
干姜 9 克	熟地黄 15 克	山药 12 克	山茱萸 9 克
牡丹皮 9 克	泽泻 9 克	肉桂 3 克	附子 6 克
当归 9 克			

服上方十余剂后，脾肾气化渐复，水湿运行，小便通利，肿胀消退，患者徒步三里多前来就诊。之后每日仍解四五次大便，时或带少许土红色黏液。便前腹微拧滞，解后即舒。纳食大增，每日可食七八两。舌淡红苔薄，脉缓弱。

继续以参苓白术散为基础加减化裁培补脾肾，调和气血。根据不同时期与证情的变化随时增减，有时伍以冉雪峰的加减桃花汤，取其排脓生肌治疗溃疡之功；时或伍以熟地黄、当归，取张景岳理阴煎之义；有时还参酌《辨证玉函》之急生丹化裁。先后治疗半年之久，濒危顽痼大证终归痊愈。如今已有十七年，患者头发黑亮，身体健康，在外打工，从未复发。

按

结肠溃疡，中医无此病名。而《内经》中有肠澼、飧泄；《难经》中有肠风；《伤寒论》中之下利便脓血，均有腹痛、下脓血症状。与结肠溃疡有类似的描述，说明此证古已有之，不过名称迥异。辨证当以脾胃为中心。《内经》有云："脾胃、大肠、小肠、膀胱者，仓廪之本，荣之居也，名曰器，转味而出入者也。其华在唇四白，其充在肌，其味甘，其色黄，此至阴之类，通于土气。"可见脾胃为中土之脏，容受水谷则有坤顺之德，化生气血则有乾健之功。由于外感湿热毒邪，内伤饮食生冷，损伤脾胃，运化迟滞，积伤肠络，损及气血，以致血败肉腐，溃烂成脓。其病机衍变无不与脾胃损伤密切相关。进而土虚木乘，缠绵日久，必累及肾，肾关不固，遂成肠澼便脓血之证。久治不愈，而现虚实夹杂、寒热错杂、虚损濒危之候，治之颇为棘手。古人有云：万病不已，当从中取。建中州以溉四旁，故选调补脾胃升阳益胃之参苓白术散予以化裁，方中四君子汤健运脾胃之气，以达四旁而养五脏六腑。因病日久，气阴俱伤，故选介于党参之补、沙参之润之间的太子参，其性不温不凉，不壅不滑，确系补气生津之妙品，用于此证颇为相宜。助以山药、扁豆、薏苡仁更能加强健脾渗湿之效。其中桔梗提胃气、行湿热而排脓，《神农本草经》言其主治"腹满肠鸣幽幽"，此指肠胃气机不和，湿热阻滞之泻痢，用于此证十分合拍。配伍干姜、黄连相反相激、辛开苦降，最适合于胃肠寒热之证。乌梅与黄连配伍，《千金要方》有乌梅丸治暴痢、新痢且说其效甚捷，服之无不立瘥，取酸苦泻热，兼能清肠燥湿。香连丸亦是治痢名方，对于湿热痢疾多能奏效。仙鹤草别名脱力草，能强壮活血，排脓止泻。当归、白芍养血以涵肝木，不使克土，自然大肠恢复传导之功。将这些药在补气健脾、渗利湿热的基础上优化组合，形成新的药症对应格局。由于辨证准确，药症相应，迅速扭转败局。若枯木逢春，生机盎然。加之随机应变，精心调理，濒危痼疾终归蠲除，恢复健康。

痔疮失血

 病症 　　魏某某，女，57岁，住白水北塬，2015年4月30日初诊。旧有痔疮多年，近十来日有所发作，红肿疼痛，出血鲜红，在家治疗少效，进城找某位教授用中药治疗周余，不见好转，遂荐余给予诊治。

刻诊

　　见患者面色萎黄，精神不振，自述肛门肿痛，大便不干，不断有鲜红样血液渗出。舌淡红，脉弦细数，是痔疮出血所致血虚。急则治其标，先止其血以塞其流，再澄源以复旧。予乙字汤加味：

柴胡9克	黄芩9克	升麻6克	当归9克
槐米12克	枳壳6克	大黄6克	甘草6克
生姜6克	（三剂）		

二诊（4月3日）

　　服上方药，刚一入口，即感觉与以前所服药味差异很大，自思这药是否能够止血？谁知头煎服后，即感全身轻松，一剂服完便血减少。服上方两剂后，便血全止。尽三剂证情稳定，痔疮肿痛逐渐减轻，精神好转。但仍面色萎黄，神疲乏力，心悸气怯，头晕目眩，舌淡苔薄，脉缓弱，显系血气亏虚之象。当培元固本，补气养血。予归脾汤加味：

黄芪 30 克	党参 12 克	白术 9 克	茯苓 9 克
当归 9 克	酸枣仁 12 克	远志 6 克	龙眼肉 12 克
仙鹤草 30 克	阿胶 6 克（烊化）	炙甘草 6 克	生地黄 15 克
白芍 12 克	龙骨 15 克	牡蛎 15 克	

▌三诊（4月17日）▏ »

服上方五剂，面色渐荣，精神好转，心悸气怯明显改善。舌淡红苔白厚，脉缓，自觉脘腹胀满痰多。予上方去龙骨、牡蛎、阿胶，加半夏9克，陈皮6克，以和胃降逆。

▌四诊（4月23日）▏ »

上方连续服十余剂后，脘腹舒适，食纳见增，面色荣润，精神健旺，舌红苔薄，脉和缓。效不更方，又服十余剂，恢复健康。

远 血

 病症　　任某，女，65 岁，住大杨，2015 年 7 月 1 日诊。病已月余，先因头昏闷不适，四肢肌肉瞤动，胃脘满闷不适，曾去西安医院做过多项检查。本应做胃镜，因患者恐惧而未查，故没有发现实质性病变，治疗效果不显，转诊于余。

▌刻诊 ▌　　　　　　　　　　　　　　　　　　　　　》

　　见患者面色萎黄，精神不振，神疲懒言。自述四肢肌肉无定点、无规律地阵发瞤动，睡中辄为之惊醒。脘腹痞满，按之微痛，大便色黑如柏油样，舌淡苔白，脉沉细弱。脉证合参，便黑当属胃中出血，惜未做胃镜。由于血虚，故见面色萎黄、精神不振、神疲懒言之证。脾主肌肉与四肢，脾不能为胃行其津液，四肢肌肉不得禀水谷气，筋脉失养，故出现肌肉瞤动。舌淡、脉细弱亦血虚之征。治当温中止血，方选黄土汤化裁：

党参 9 克　　　　生地黄 12 克　　　黄芩 9 克　　　　白术 9 克

炮姜 6 克　　　　竹茹 6 克　　　　侧柏炭 12 克　　　阿胶 6 克（烊化）

地榆 9 克　　　　炙甘草 6 克　　　灶心土 50 克

（先煎灶土去滓取汁再煎上药）

服上方黑便消失，再加调理诸证均除。

便血治验

 病症　　武某某，男，67岁，住城内，2008年9月2日初诊。十多年前曾患十二指肠球部溃疡。近来自觉精神不振，脘腹隐痛，大便黑如柏油样，求余诊治。

刻诊

见患者面色萎黄，唇舌色淡苔白，精神倦怠，少食懒言。怯寒神疲，饮食减少，脉沉缓弱。此为脾虚中寒、统摄无权、血为之不守所致。宗《金匮要略》先予黄土汤加减方拟：

生地黄 15 克	白术 9 克	黄芩 9 克	炮姜 9 克
阿胶 6 克	炙甘草 6 克	竹茹 6 克	灶心土 50 克
侧柏炭 12 克			

先将灶心土捣碎加水略煎，去土加余药再煎，分两次温服。

二诊（9月5日）

服上方三剂，柏油样便已浅淡，精神略振。食纳较少，腹痛减轻，但总觉乏力，脉舌同上，当补益心脾，营养气血。拟归脾汤加味：

黄芪 30 克	生晒参 9 克	白术 9 克	茯苓 9 克
当归 9 克	龙眼肉 12 克	酸枣仁 12 克	阿胶 6 克
远志 6 克	仙鹤草 15 克	炙甘草 6 克	白芍 12 克

上方连服十剂，面色渐润，精神振作，脘腹舒适，大便正常，便血告愈。

《金匮要略》云："下血，先便后血，此远血也，黄土汤主之。"尤在泾解释说："下血先便后血者，由脾虚气寒失其统御之权，而血为之不受也，脾去肛门远，故曰远血。"黄土汤治之有殊功。方中灶心土合附子、白术温脾祛寒，以恢复脾的统血功能。地黄、阿胶、甘草养血止血，黄芩坚阴以防温燥。余以炮姜易附子，因炮姜温脾胃而守中，乃温经止血之要药，与侧柏炭、竹茹凉血止血药配伍，对虚寒出血有卓效，陈修园盛赞其功。临证每遇便血之属脾虚中寒者，屡屡奏效。

连服三剂便血基本停止。为扶原固本巩固疗效，继用归脾汤补脾摄血。方中所用仙鹤草又名脱力草，既能补脾益气又为止血要药。阿胶既可止血又取血肉有情之品，以助补血之用，取一箭双雕之意。诸药和合，正中病机，因而效果显著。

胃癌治验

根据胃癌各个阶段的临床表现，有疲乏无力、面色少华、脘腹痞满隐痛、便溏等共同症状，按中医辨证应为脾虚。经云："正气存内，邪不可干，邪之所凑，其气必虚。"盖脾胃为后天之本，气血生化之源，若脾胃功能失调，则水谷精微化生不足，正气益虚，抗邪能力下降，易生疾病。脾失健运，津液不能输布，痰浊凝聚，形成邪毒；脾虚运迟，气机涩滞，经络不畅，久必成瘀；痰浊瘀毒相杂，凝聚留着，遂成窠囊，肿瘤所由而生。

综上所述，脾虚是导致本病的根本原因，治疗时应当以健脾为主。考古方四君子汤，原载《太平惠民和剂局方》，主治面色萎白，言语轻微，四肢无力，脉来虚弱者。清代医家张璐盛赞其功，曰："凡病久虚不愈，诸药不效者，唯有益胃补肾两途，故用四君子汤随症加减，无论寒热补泻，先培中土，使药气四达，则周身之机运流通，水谷之精微敷布，何患其药之不效哉，是知四君子为司命之本也。"上海邱信佳教授实验研究表明，四君子全方对胃癌细胞杀伤力最大。近年来，笔者在四君子汤的基础上，根据胃癌特定病灶和痰夹瘀血而成窠囊的病因病机加陈皮行滞消痰，半夏和胃降逆、化痰止呕，二药相伍，以杜生痰之源；再加当归养血祛瘀、白芍通补奇经，二药护营敛液、安脾御木，且可济陈皮、半夏之燥性；如此即成归芍六君子汤，依此方加减治胃癌，证诸临床，疗效尚称满意。下陈验案两则以资印证。

 例一：赵某，男，57岁，县剧团导演。贲门及食管下段溃疡型腺癌，入住省医院手术后，首次进食即发生呕吐，两月来经多方治疗，仍呕不能食，饮食几废，赖输氨基酸等维持生命。医院、患者家属，均以为其生命危浅，治疗无望，遂于1994年2月2日返回家中，邀余诊视，以尽人事。

刻诊

见患者身体瘦削，面色晦滞，神气怯弱，卧床不起，饮食噎堵，呕不能食，恶闻食臭，时时泛恶，自觉背部至下肢后侧一阵寒束，口水频频，唾不绝口，口干不欲饮。腹形板滞如舟，心下痞闷，时或隐痛。大便数日不解，解亦干结色黑不多。小便黄赤短少，舌苔灰黄浊腻，脉微细弱。一派气血亏虚、中宫虚寒、阴霾窃踞、痰瘀交冱、噎嗝不通之危候。因癌之凑人，毒烈无比，虽经手术，癌细胞实难根除，况手术耗伤气血，加之呕不能食两月有余，阴阳衰竭，元气亦不绝如缕，是以病重若此，治之殊为棘手。古人云："人以胃气为本""纳谷则昌。"急宜扶正培元，健脾温中、和胃止呕。勉拟归芍六君子汤合理中汤加味：

人参 5 克	党参 9 克	白术 9 克	茯苓 9 克
半夏 9 克	陈皮 6 克	干姜 9 克	白芍 9 克
当归 9 克	神曲 9 克	炙甘草 6 克	

嘱其去滓再煎，分多次少量频服。

二诊（2月6日）

一剂药四天服完，呕吐稍能缓解，可进少许稀粥，口气酸臭，痰涎略减，昨日至今时有寒热，此佳兆也。元气有振作之势，脾胃呈复苏之机。脉细弦弱，显系少阳枢机不利、土衰木贼作祟。予上方合小柴胡汤，稍做加减：

太子参 30 克	白术 15 克	茯苓 15 克	半夏 12 克
陈皮 6 克	山楂 9 克	神曲 9 克	槟榔 6 克
丹参 15 克	薏苡仁 15 克	杏仁 9 克	柴胡 9 克
黄芩 9 克	炙甘草 6 克	生姜 6 克	

去滓再煎，少量徐徐呷服。

三诊（2月13日）

上方连进三剂，面色晦滞减退，寒热症状消除，呕恶略有减轻，每日可食二三两。但背部恶寒，脐腹部阵发拧滞样疼痛伴肠鸣。大便颜色转黄，小便淡黄，纳食仍感噎堵。舌淡、苔白厚腻，脉较前略有力。此中阳尚困，缺乏温运之力，治当温中健脾、和胃降逆。予归芍六君子汤加减：

党参 15 克	白术 9 克	茯苓 9 克	半夏 9 克
陈皮 6 克	藿香 5 克	吴茱萸 4.5 克	砂仁 3 克
神曲 9 克	山楂 9 克	白芍 9 克	瓦楞子 12 克
炙甘草 6 克	（五剂）		

已有五日未吐，痰涎减少，胃纳复苏，每日食量可增至三两多。背寒腹痛均缓，精神始振，舌苔渐退，脉缓弱有神，已入坦途。继上方再加益气温中之品：

人参 6 克	党参 9 克	白术 9 克	茯苓 12 克
半夏 9 克	陈皮 6 克	藿香 6 克	砂仁 3 克
山楂 9 克	神曲 9 克	麦芽 9 克	白芍 12 克
吴茱萸 4.5 克	干姜 9 克	炙甘草 6 克	川厚朴 9 克 （七剂）

迭进上方，每日可食四两许，痰涎减少，体力渐增，能自行下床活动。但临食仍感噎堵，食下气平。心下痞满，时或隐痛，按之似有一股寒气上彻至背，覆棉被亦不减其寒，寒作则痰涎增多。舌苔白腻，脉缓弱。此为寒湿困脾、中阳失运、聚湿生痰、久病致瘀之故。予上方加生南星、莪术等化痰导滞、消瘀散结：

党参 12 克	白术 9 克	茯苓 9 克	半夏 9 克
陈皮 6 克	吴茱萸 5 克	麦芽 9 克	白芍 9 克
薏苡仁 24 克	生南星 15 克	莪术 9 克	干姜 9 克
炙甘草 6 克	白蔻仁 4.5 克	瓦楞子 12 克	山楂 9 克 （十剂）

连进上方，中阳始振，脾运渐复，欲食知饥，每日能食五两许。痰涎减少，体力增加，能下厨做饭，可上街散步，唯临食仍感噎堵。舌淡红、苔薄净，脉缓略弦。继以养胃开结、消瘀软坚之剂，以穷其所：

太子参 15 克	沙参 12 克	丹参 15 克	半夏 9 克
陈皮 6 克	白术 9 克	茯苓 9 克	薏苡仁 25 克
瓦楞子 12 克	水蛭 6 克	白芍 12 克	肉苁蓉 12 克

蜈蚣 1 条　　　何首乌 12 克　　　急性子 9 克　　　壁虎 5 克　　　（十二剂）

连服上方后，症情日趋好转，噎堵明显减轻。宗上方加减、进退治疗达半年之久，服药百余剂，其间未经放疗、化疗。于 1995 年 9 月 13 日到西安检查，结论是：贲门癌手术后，食管胃后段吻合口残余食管炎症，吻合口残胃小肠未见异常。至今已二十多年，饮食如常，精神健旺，情况良好，还能给学生导戏。

例二：种某，男，68 岁，1995 年 11 月 5 日初诊。胃脘疼痛，消瘦半年余，时或呕吐，但无呕血、黑便，经省级医院检查为胃癌。行手术切除，发现贲门、胃小弯、胃底等多处癌肿隆起，且广泛浸润扩散，无法手术，遂关闭腹腔，令其回家颐养，以尽天年。家属不忍坐视，于术后十七日邀余诊视。

刻诊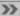

患者面色苍白，痛苦病容。脘腹胀满，偏右侧按之有一 4cm×4cm 痞块，疼痛拒按，食纳几废。舌淡红，苔黄厚浊腻，舌下瘀点紫黯且多，脉缓弦。证属正虚邪胜，痰瘀癌毒交沍为患，治当健脾和胃，化痰导滞，消症抗癌。处方：

党参 15 克　　白术 9 克　　茯苓 12 克　　半夏 9 克
陈皮 6 克　　莪术 9 克　　薏苡仁 15 克　　当归 9 克
山楂 15 克　　生南星 15 克　　槟榔 6 克　　甘草 6 克
元胡 9 克　　白芍 15 克　　神曲 9 克　　海藻 9 克　　（四剂）

二诊（11 月 9 日）

服药已，疼痛减轻，饮食增加，每日可食四两许。腻苔褪去十之七八，舌质红，脉沉弦数。此脾运来复、痰湿渐化、瘀滞渐消之佳兆。然而瘀热蕴结，仍不可忽。宗上方去南星，加白花蛇舌草 30 克，瓦楞子 12 克，继服六剂。

上方服后，病势已入坦途，面色向荣，精神好转，脘腹胀俱消，食纳见增，日达五六两，昨夜安然酣睡一宿。痞块缩小，按之亦不痛。此时又感手术伤口疼痛，向肩上放射。舌淡红，苔中薄、边略厚，舌下瘀点依然，脉沉弦略数。此正气渐复、瘀毒滞留、经络瘀阻使然。继予上方加水蛭、穿山甲，增其消瘀散结之力。处方：

党参 15 克	白术 9 克	茯苓 12 克	半夏 9 克
陈皮 6 克	莪术 12 克	薏苡仁 15 克	当归 9 克
白芍 15 克	山楂 15 克	瓦楞子 12 克	水蛭 6 克
穿山甲 6 克	（五剂）		

连进上方五剂，面色渐荣，精神转佳，食量显增，每日可食八两许。脘腹痞块继续缩小，且较前柔软，手术伤口撑痛较前减轻。舌淡红、苔薄，脉沉缓弦，此正胜邪退之佳兆也。予上方去陈皮，加合欢皮 12 克，连服十六剂后，症情进一步好转，面色荣润，精神健旺，痞块消失，脘腹柔和，手术刀口不再疼痛。为巩固疗效，仍以上方加减进退，共服药八十余剂，停药观察。一年后，精神健旺，饮食正常，体重增加六斤多，业已恢复平素工作。

按

中医典籍没有胃癌这个病名，但有类似胃癌的症状、病因病机的论述。如《素问·腹中论》云："病有少腹盛，上下左右皆有根……病名曰伏梁……裹大脓血，居肠胃之外，不可治。治之每切按之致死……此下则因阴，必下脓血，上则迫胃脘，生膈，挟胃脘内痛，此久病也，难治。"张仲景《金匮要略》谓："脉弦者，虚也，胃气无余，朝食暮吐，变为胃反。"

中医认为，胃癌多由长期饮食不节、情志抑郁，而气机失常。所谓："肝为起病之源，胃为传病之所。"脾胃损伤，痰湿结聚，气血凝滞，瘀毒内结，久则成积。治疗上应紧扣胃癌本虚标实的病机，始终恪守顾护正气、健脾和胃、攻补兼施这一基本原则，用归芍六君子汤，根据胃癌各个不同阶段的症状和体征，分别适当佐以既消食化积，又散瘀行滞的莪术、山楂、槟榔、神曲，消瘀化痰散结之生南星、瓦楞子、海藻等，化瘀软坚抗癌之穿山甲、水蛭、壁虎、蜈蚣等，清热解毒利水抗癌之半枝莲、白花蛇舌草、薏苡仁等，温中散寒之干姜、吴茱萸、砂仁等。实践证明，运用得当，确能提高生存质量，延长存活期，乃至痊愈。

食管癌术后

病症 闫某，女，70 岁，住林皋，2016 年 8 月 6 日诊。两月前因食管癌在西安医院行切除手术，后继续在医院进行化疗，初次化疗感觉尚好，二次化疗前，经化验白细胞只有 2.3×10^9/ L，医院认为不能继续化疗，即回家，邀余诊视。

刻诊 ≫≫

见患者羸弱瘦削，神疲气怯，面色晦滞。已五日未进食，食入则呕吐。恶闻食臭，脘腹板滞如舟，并无痛苦胀满。舌光红少津，脉细弱。

细思此病日久，耗气伤血，以致顽痰死血瘀结于食管之处，形成肿瘤。邪之所凑，其气必虚，加之手术之后又化疗，更加耗伤精血，元气已不绝如缕，故有羸瘦怯弱之形，白细胞低下之证。此时气血愈虚，阴阳失和，阴津枯槁，胃失濡养、气失和降，故而呕吐不食，上下已成格拒之势。如叶天士云："胃为燥土，得阴自安，脾为湿土，得阳始运。"胃阴虚损，脾不健运，急宜益气养血、滋阴润燥，或可挽回万一。勉拟下方，先尽人事：

| 生晒参9克 | 石斛12克 | 丹参9克 | 麦芽12克 |
| 黄连1.5克 | 半夏6克 | 山药12克 | 鸡内金6克 |

煎药取汁约300毫升，让患者分次徐服慢咽。一剂服完不再呕吐，可进少量稀粥，精神略有好转。继续带药回家调养。毕竟是恶性肿瘤，精血耗伤殆尽，正如《素问·三部九候论》所云："大肉尽脱，九候虽调犹死。"诚然。

多发性肝囊肿

 病症　　侯某某，女，54岁，住山西临汾，2011年7月13日初诊。患者自述于2007年5月患多发性肝囊肿，曾在西安住院，手术切除了其中最大的六个（约10cm左右）。今年2月23日又住院手术，切除了三个（最大的约9cm）。过了两个多月，胁腹胀满疼痛，经B超检查，囊肿又长大，不能再行手术，只得保守治疗。打针服药二十余日，胀痛非但不减，反而增剧，无奈浼余用中药治疗。

刻诊 »»

见患者病容痛苦，面色晦滞，以手捧腹，不时呻吟。腹胁痞满坚大，痛不可触，呼吸引痛，纳减，二便尚可。舌暗红、苔白、水滑，舌下静脉紫粗，脉弦涩。

面对如此重症，余亦颇感棘手，况中医学中并没有肝囊肿这个病名。根据其证当与癥积相类似，而癥积每因气滞水停、痰聚瘀阻、交相为患日久形成。诚如《医宗金鉴》说："积聚、癥瘕、肠覃、痃癖之疾者，皆得之于喜怒不节则伤脏，饮食过饱则伤腑，肠胃填满，汁液外溢，为外寒所袭，与内气血食物凝结而成也。"观此可知，"多发性肝囊肿"多属癥积之发于肝者也。其病位在肝，因由气滞而痰聚瘀阻，形成囊肿。治当疏肝行滞，消痰软坚，活血化瘀。方拟：

柴胡9克	白芍18克	枳壳9克	元胡9克
五灵脂9克	半夏9克	茯苓9克	白芥子9克
海藻12克	牡蛎30克	丹参15克	郁金9克
檀香3克	砂仁3克	甘草6克	

上方水煎400毫升，分三次服用。

二诊（7月20日） »»

连服上方六剂，精神好转，面色红活。胁腹疼痛消去大半，坚满消减，时或还有小痛，二便正常。舌淡红、苔少，脉缓弱。继予上方去砂仁、檀香，加党参9克，白术9克。

三诊（8月1日） »»

服上方十剂，胁腹疼痛基本消除，胁腹柔和。不慎又遭遇外感，诱发脘腹胀痛，全身困楚疼痛。大便正常，舌淡苔白，脉浮缓。此久病里气虚寒，复有寒邪外束、气机阻滞，而见脘腹胀痛及全身困楚疼痛，治宜温中解表，兼顾宿疾。予桂枝人参汤加味：

党参 9 克	白术 9 克	干姜 9 克	茯苓 9 克
半夏 9 克	白芥子 9 克	桂枝 9 克	白芍 18 克
陈皮 6 克	丹参 15 克	檀香 3 克	砂仁 3 克
炙甘草 6 克			

四诊（8月6日）

连服上方五剂，脘腹胀痛、身痛均已消失。自觉脘腹舒适，仍有烧心反酸，舌红苔薄、脉缓弱。此属大病已除，余邪留于心下，寒热之气不调，治当予四逆散、半夏泻心汤，舒肝和胃，以善其后：

柴胡 9 克	白芍 12 克	枳壳 9 克	半夏 9 克
党参 9 克	黄连 3 克	黄芩 9 克	干姜 9 克
牡蛎 18 克	炙甘草 9 克	白芥子 9 克	

服上方三剂，一切趋于正常，之后间断服用十余剂停药。其丈夫 2017 年下半年因病就诊，询知其妻此病经治后，至今已六年之久，未再反复，健康如初。

按

多发性肝囊肿是现代医学的病名，其症状与中医之癥积颇相类似。余析癥积之成因，多由气滞、水停、痰聚、血瘀而生。其病位在肝，盖肝属木，木气冲和条达，不致遏郁，则血脉畅利。木之性主疏泄，饮食入胃，全赖肝木以疏之，而水谷乃化。若肝之疏泄失常，横逆犯胃，脾失运化，则水停、痰聚，日久瘀血阻滞，进而形成裹囊，这大概就是多发性肝囊肿的致病机理。病因既明，治当疏肝行滞、化痰软坚、活血消瘀，诚属理所当然。方中用四逆散疏肝行滞，合丹参饮调气化瘀，更加元胡、五灵脂增强其活血散瘀止痛之功。由于囊肿属于痰浊内聚，必须加用半夏、白芥子、海藻、牡蛎等豁痰利气、软坚散结之品，诸药和合，俾气血调畅、痰消结散，则内外宣通，而无阻膈裹囊留滞之患，所以效果较为理想。

肝郁治验

 病症　　　杨某某，女，83岁，住兰州，2013年10月10日初诊。罹病半年之久，在当地及外省几家医院检查治疗均无明显效果。吾女是其侄媳，送儿去兰州大学读书期间，顺便抵家探望，见其病情，商治于余。

▌刻诊▐

言其患病已日久，整日头晕耳鸣，眼睛阵发性疼痛波及眼眶，掣痛剧烈，有不可忍状，眼不能睁大，视物模糊；右胁下、右侧背部及右少腹自感灼烧样不适；腿关节僵硬疼痛，四肢乏力，精神不振。舌边青紫，舌苔白略厚，舌下静脉紫粗。

综上所述，此证当责之肝郁。盖肝属风木之脏，动则化火，又目为肝窍，风火上扰则头晕、耳鸣；肾主水，木生于水，肾藏精生髓，脑为髓海，肾窍在耳，肾精不足、髓海失养，故耳鸣脑亦鸣。

又肝藏血、肾藏精，为乙癸同源，肝肾阴虚不能充养眼目，故视物模糊，亦疲于开目朗视，总之皆由肝肾精血亏虚使然。肝脉循阴器、抵少腹、布胁肋，肝气不疏、郁而不通。久则化火，因而有右胁背与少腹灼烧不适感。肾主骨、肝主筋，筋骨失于精血之濡润，是以腰困、腿膝关节僵硬疼痛。舌边青紫、舌底静脉紫粗乃久病必瘀之象，舌苔白厚乃土壅木郁之征，症见食少、四肢不得禀水谷气，故见乏力、精神不振。综合分析：此证确属肝郁。

诚如赵羽皇所谓："肝性急善怒，其气上行则顺、下行则郁，郁则火动而诸病生矣，故发于上则头眩耳鸣或为目赤，发于中则胸满胁痛或吞酸，发于下则少腹疼疝，而或溲便不利，发于外则寒热往来、似疟非疟。凡此诸症，何莫非肝郁之象乎？而肝木之所以郁，其说有二：一为土虚不能升木也，一为血少不能养肝也。盖肝为木气，全赖土以滋培、水以灌溉。若中土虚则木不升而郁，阴血少则肝不滋而枯。"

逍遥散治肝家血虚火旺，症见头痛目眩烦赤、口苦倦怠烦渴、抑郁不乐、两胁作痛、寒热、小腹重坠、脉弦大而虚，与此病证候病机吻合。拟用逍遥散加味，健脾疏肝、调理气血：

柴胡 6 克	白芍 18 克	当归 9 克	枸杞子 12 克
菊花 9 克	僵蚕 9 克	麦芽 12 克	太子参 12 克
白术 9 克	茯苓 9 克	元胡 9 克	川楝子 9 克
牡丹皮 9 克	桂枝 9 克	桃仁 9 克	甘草 6 克

二诊（10 月 23 日）

连服上方十余剂，头昏脑鸣较前减轻，食纳增加，已有饥饿感，睡眠改善，精神好转，眼睛不抽，眉棱抽痛消失，右胁及少腹灼热均减，呈阵发性，腰腿关节不像以前那么僵硬。唯独眼睛不能朗睁，虽健脾疏肝已获效机，但患者年高向老，下元先亏，是其明征。盖肾主藏精，肾虚不能生精，坎宫之火无所依附而妄行，下无以奉肝木升生之令，上绝其肺金生化之源，故有头晕、视疲、脑鸣、腰腿僵硬、腹胁灼热诸症。治病必求其本，滋肾养肝，疏其血气，令其条达，是为正治，方拟杞菊地黄汤加味：

太子参 12 克	山药 12 克	熟地黄 18 克	枸杞子 12 克
牡丹皮 9 克	当归 9 克	白芍 18 克	菊花 9 克
石斛 12 克	淫羊藿 12 克	怀牛膝 12 克	桂枝 9 克
茯苓 9 克	炙甘草 6 克		

三诊（12月8日）

连服上方十余剂，饮食增加，右胁烧灼不明显，腰腿关节僵硬较前好转，右侧少腹9时微烧，持续约半小时许，下午5时发烧时间较长，感觉难受，眼睛还有点微抽，视物仍觉模糊。可见药已中鹄，填精补血非朝夕之事，当假以时日，仍宗前方继续前进。其间有外感见太少合病者，及时予柴胡桂枝汤外解太阳之邪、内和少阳枢机，以调和肝胆之气，待其症退，继服前方至12月25日，头晕减轻，视力好转，食纳有增，右胁背、少腹窜烧样感觉减轻大半，更加调理，渐次康复。

● 按

此病例来自间接的诊断和电话询述资料，笔者并未亲诊。由于叙症详细，据证辨析入微，从而抓住病因病机之所在，用药且能丝丝入扣，故而取得了较为满意的疗效。但终属见病图病，未得色诊候气，尚属偶中之例，临诊者务必遵循中医诊法特色，方能确切无误。

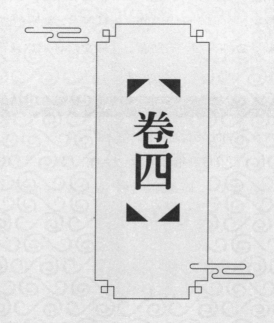

卷四

牙痛偶验有感

 病症　郭某，男38岁，住本县张坡村，于1989年8月20日开始牙痛。初起疼痛轻微，就近经某医治疗，扎针、服药四五日，非但没有减轻，且日益加重。尤其昨夜至今疼痛加剧，有不可忍状，遂浼余诊治。

刻诊

视齿龈并不红肿，牙亦不松动，无蛀洞，舌红少苔，脉按之沉细。思舌红少苔乃火热之征，而脉沉细属虚寒之候。得知此非寻常牙痛可比，症情矛盾，该清该温，实属两难。余再三思忖，反复推敲，知患者初因感受风寒而发病，至今仍有畏寒感。前医不曾细辨，屡用寒凉药戕伤阳气，失于表散，冰伏外邪，寒邪客于经络，阻滞络气，是以疼痛剧烈。虽属牙痛，实寓太少两感之证，温经散寒不容或缓，舌红少苔乃寒邪阻遏、阴津不能上承之故，先予麻黄附子细辛汤加味，遂书：

麻黄3克　　　附子6克　　　细辛3克　　　骨碎补9克

嘱其先服一剂。患者唯恐夜间病甚，另买几片止痛药备用。翌日复诊，服上方病愈强半，止痛药未用，一夜安睡。诊脉有起色，渐趋和缓，上方中病，效不更方，继予原方二剂而痊愈。

按

麻黄附子细辛汤本为太少两感证所设，借以治牙痛，乃因辨证准确，恰中病机。经云："齿乃肾之标，骨之余，夫齿者，骨之所终也，皆由髓气所养。"《诸病源候论》

谓："手阳明支脉入于齿，足太阳之脉，有入于颊，遍于齿者。"风寒初感侵袭太阳，客于手阳明支脉，前医不加辨析，一见舌红少苔，竟用寒凉，冰伏外邪，不得从表发散，郁阻脉络，不通则痛。脉当浮紧，而反沉细者，盖因寒凉戕伤阳气，不能充养脉络。故有畏寒之感，进而坎阳亦弱，不能温养骨髓，齿失荣煦，加上表邪郁而未解，阻遏清阳上升之气，致使阴阳之气不相交通，故牙痛益剧。正合太少两感病机，寒邪阻遏，阴津不能上承，是以舌红少苔。不须顾此，当以温经散寒为急务，故予麻黄附子细辛汤。方中麻黄解太阳之表，附子温少阴之里；细辛既能助麻黄以解在表之寒，又能助附子温少阴之里，且除齿痛，实一药多用。余又加骨碎补，增强温肾敛阳以止牙痛的作用。由于药中病机，故一剂而痛愈强半，再剂而病除。说明《伤寒论》方不光是为六经病所设，只要辨证准确、抓住病机，用于杂证亦可辄获捷效。

口 疮

冯某某，女，45岁，住冯雷，2006年6月22日初诊。口腔溃疡此起彼伏，反复发作已有十年。近来不但口腔溃疡，且旧疾风湿关节痛亦发作颇剧，下肢怕冷。又发现散在的形如枣核样结节多个，肿痛微红，肢体活动受限，行动不便，连坐都比较困难。其夫是西医，针对性的效验药均已尝试，并用胸腺素提高免疫力。曾去省级医院诊治，当时略有减轻，移时复如故，近时只有凭借泼尼松、复方阿司匹林片暂缓其痛。无奈前来寻诊，请余用中药一试。

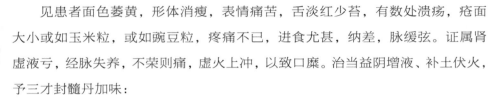

刻诊

见患者面色萎黄，形体消瘦，表情痛苦，舌淡红少苔，有数处溃疡，疮面大小或如玉米粒，或如豌豆粒，疼痛不已，进食尤甚，纳差，脉缓弦。证属肾虚液亏，经脉失养，不荣则痛，虚火上冲，以致口糜。治当益阴增液、补土伏火，予三才封髓丹加味：

天冬 9 克	熟地黄 15 克	党参 9 克	黄柏 6 克
砂仁 3 克	桑寄生 9 克	甘草 3 克	（二剂）

二诊（6月25日）

上方服两剂，口疮向愈，疼痛消失。谁知全身肢节疼痛及结节竟也消无踪迹，的确出乎意料，足见药用当通神。为使病情稳定不再复发，继服上方三剂，以资巩固，后随访无复发。

按

清代名医郑钦安云："封髓丹一方，乃纳气归肾之法，亦上中下并补之方也。夫黄柏味苦入心，禀天冬寒水之气而入肾，色黄而入脾。脾也者，调和水火之枢也，独此一味，三才之义已具。况西砂辛温，能纳五脏之气而归肾，甘草调和上下，又能伏火，真火伏藏，则人身之根蒂永固，故曰封髓。"

复发性口疮案

病症　　武某，女，16岁，住武家河，2005年6月6日初诊。口腔反复溃疡已有数年，经治疗时有好转，几日后又发作。这次复发病势危重，以致停学。十多天，更数医，又去医院治疗，证情有增无减，遂前来就诊。

刻诊 》

见患者面色晦滞，口舌烂赤疼痛，转动不灵。下唇肿翻，触之稍硬，张口受限。进热食痛剧，口腔内满布溃疡面。大如蚕豆，小如高粱米，周围黏膜色红，上覆黄白色薄膜。右侧颌下淋巴结肿大。触之，有五块，直径大约1.5cm，质硬而痛，顾盼受限。大便干，小便黄赤，脉弦数。证属风火毒热伏于心脾，不能外越，以致是病。治宜宣散伏火、清热解毒。予泻黄散合清胃散加味：

防风9克	藿香9克	栀子9克	生石膏15克
生地黄15克	当归9克	牡丹皮9克	升麻5克
黄连3克	金银花15克	元参9克	浙贝9克
生牡蛎24克	甘草9克		

二诊（6月10日）》

上方服用三剂，口舌烂赤已愈强半，淋巴结肿明显缩小，脉弦细数。说明伏热得以宣散，毒热得到清解。今之计，应继续养阴清热，软坚散结，予甘露饮合消瘰丸加味：

生地黄 12 克	熟地黄 12 克	天冬 9 克	麦冬 9 克
黄芩 9 克	枳壳 9 克	枇杷叶 6 克	石斛 12 克
茵陈 6 克	元参 9 克	浙贝母 9 克	生牡蛎 15 克
金银花 15 克	甘草 6 克	（三剂）	

三诊（6月14日）

口舌基本痊愈，淋巴结肿仍有两个未彻底消除，面色荣润，精神活泼，舌淡红、苔薄、脉细弦。继予逍遥散合消瘰丸加夏枯草、蒲公英、昆布、海藻，疏肝清热、软坚散结以善其后。

柴胡 9 克	白芍 9 克	当归 9 克	白术 9 克
茯苓 9 克	夏枯草 12 克	蒲公英 15 克	元参 9 克
浙贝母 9 克	生牡蛎 15 克	昆布 9 克	海藻 9 克

继续服上方六剂，诸症皆愈，复学上课。

按

口舌为心脾之苗窍，心脾伏热，无处宣泄，致使口舌生疮烂赤、颊腮肿痛。泻黄散乃泻脾胃伏热之剂，清胃散是为清胃凉血而设。若不细加辨识，专事清热凉血，恐更冰伏其邪，使邪无出路。故用藿香、防风理气以疏散伏火，亦即"火郁发之"之义，使邪热有透达之机，不至郁闭为患；又合生地黄、牡丹皮、栀子、石膏、金银花等清热凉血解毒之品，以泻脾胃之积热。两方合用，其效益彰，口疮重症，每每奏效。

龂齿治验

 病症　　　梁某某，男，72岁，住上徐，2011年12月14日初诊。近十日来，不自觉地上下牙齿摩擦碰撞，咔嚓有声。初未介意，时间一长，有所加重，家里人颇为惊异，遂敦促患者立即诊治。他是位老病号，一旦有病必然浼余治疗。

▌刻诊▌　　　　　　　　　　　　　　　　　　　　　　　　　**》》**

　　见其不自觉地牙齿叩击有声，围观者均可听见。患者除面肌略有拘强，咀嚼肌微有疲累外，别无不适，舌脉无异常。

　　细思此症，只有《灵枢·热病》篇云"齿噤龂也"。虽《内经》有云："齿为骨之余，肾之标。"但不可能自行撞击，必须在上下开合失调的情况下才会发生。上齿乃胃络所经，下齿则为大肠经所贯。又风性主动，寒主收引而最易凝滞气血，使经脉拘急。足少阴经与足太阳经相表里，感受风寒后邪客太阳经脉，使上下开合失司，以致牙齿不自主地撞击，发出咔嚓响声。病因既明，既可予桂枝加葛根汤解肌祛风，疏通经络；又合四物汤养血活血，取其血行风自灭之义，再加秦艽、木瓜舒筋活络。遂处方：

葛根12克	桂枝9克	白芍30克	当归9克
川芎6克	秦艽9克	木瓜9克	炙甘草6克
熟地黄15克	生姜9克	大枣4个	（三剂）

二诊（12月19日）

三剂服已，症愈强半，面肌自然，疲累顿轻。脉舌无多变化，再在上方基础上加用养阴柔肝之品：

葛根 12 克	桂枝 9 克	白芍 30 克	熟地黄 15 克
当归 9 克	川芎 6 克	枸杞子 12 克	何首乌 12 克
秦艽 9 克	木瓜 9 克	刺蒺藜 9 克	炙甘草 9 克
生姜 9 克	大枣 4 个	（三剂）	

服完上方三剂，龂齿不再发作。

按

方中桂枝汤为风邪在表，营卫不和，汗出恶风而设。葛根味甘气凉，起阴气而生津液。禀少阴、太阳、水、火之精气，阳明燥金之气化，通过宣达阳明中土之气，又启少阴之精而化气，外合于太阳经脉。说明葛根既是太阳经药也是阳明经药。主太阳之开，又助阳明之阖。其中升手阳明大肠之精气，交于足阳明胃经而降。升者生津，濡养筋脉，辅助桂枝汤解肌祛风，疏通经脉之凝滞，缓解拘急，以舒其牵引。更加秦艽，《名医别录》谓其"疗风、无问久新，通身挛急"。木瓜理脾伐肝，疏筋活络，诸药和合，药症相应，初诊即获显效。二诊在上方基础上更加滋补肝肾、益精血之何首乌、枸杞子，俾精血充足，筋脉得其荣润，风由何起？所谓"血行风自灭"，不专治龂齿而龂齿愈矣。

龈痈重症

 病症　　邱某某，女，57 岁，住西武村，2013 年 11 月 26 日诊。前日清晨起床感觉右侧牙龈肿痛，自购消炎止痛西药，服药后患处肿胀疼痛更甚于前，急来诊治。

刻诊　　　　　　　　　　　　　　　　　　　　　　　　　　》》

见其半边额头至下颌部红肿焮痛，右颧前方焮肿疼痛，坚硬拒按。眼肿不能睁，唇肿口难开启，颌腮肿胀直往下垂。询得大便较干，视其舌红、苔薄，脉弦数，知热毒壅于阳明，属龈痈重症，急宜开提阳明，清热解毒，透表理气，消肿溃坚。方选仙方活命饮加味：

金银花 30 克	当归尾 9 克	没药 9 克	乳香 9 克
天花粉 9 克	防风 9 克	白芷 9 克	穿山甲 9 克
赤芍 9 克	陈皮 9 克	浙贝母 9 克	甘草 9 克
全瓜蒌 1 个（捣烂）		皂角刺 4 个	

上方连服三剂，肿胀已消大半，疼痛锐减，大便通利。又予上方减瓜蒌，继服三剂，肿消痛止，平复如初。

按

《素问·生气通天论》有云："营气不从，逆于肉理，乃生痈肿。"说明痈缘气血凝滞、经络不通、邪毒凝聚而成，治宜清热解毒、散风理气、通行血结。方中金银花清热解毒消肿，乃痈疽圣药，用量最大，单味即能消痈肿；白芷入脾胃经疏散外邪，伍防风促使肌肤间热邪从外透解，当归尾、赤芍活血散肿，乳香、没药消瘀止痛，天花粉、浙贝母清热软坚散结，穿山甲、皂角刺通行经络，溃坚透脓，陈皮理气以助血行，甘草化毒和中，更加瓜蒌以增其化痰散结、清热消痈之力。药症相应，效捷力宏。余用此方多例，均在短期内获愈，效果确切，诚属良方。难怪历来医家把仙方活命饮誉为"疮痈之圣药""外科之首方"。

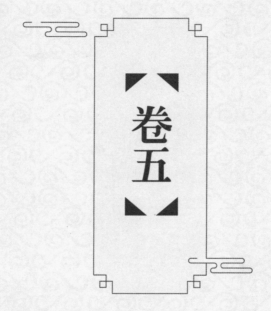

卷五

湿疹治验之一

病症

　　郭某某，男，36岁，住尧柏水泥厂，2008年7月6日初诊。春节前偶发湿疹，上半身泛发红疹、瘙痒糜烂。经皮肤科治疗，内服外涂，反复缠绵半年不愈。又经某医院抗过敏药静脉滴注，皮疹虽能消退一时，但气喘异常，只得停针。之后又奇痒难忍，求余诊治以解奇痒之苦。

刻诊

　　见患者体质丰腴，上半身散在红疹。其中部分皮损滋湿，瘙痒殊甚。舌苔白腻，脉濡数。细思此症，罹时已达半年之久，乃湿热缠绵交结难解之故。胖人多湿，病位只在上半身，单以清热渗湿只能分消湿热于下，在上之湿热必佐宣散使之上下分消，不至郁遏肌肤，方可收功，于是融宣化祛湿和健脾利湿、清热止痒为一炉，予除湿胃苓汤和麻杏薏甘汤：

麻黄9克	杏仁9克	薏苡仁15克	苍术9克
厚朴9克	陈皮6克	白术9克	茯苓9克
猪苓9克	泽泻15克	防风9克	滑石18克
栀子9克	甘草6克		

二诊（7月10日）

　　上方服三剂疹出已减，渗出减少，瘙痒明显减轻。效不更方，继续上方五剂，半年顽疾终告痊愈。

湿疹治验之二

病症　　杨某某，男，65岁，住刘家卓，2002年4月12日初诊。去冬赴兰州省亲，两下肢偶起红疹，瘙痒异常，抓破流黄水，渐成钱币大小的皮损。在兰州某医院治疗数月，有所减轻。年初返回，又经本地皮肤科治疗，终不能根除。

刻诊　　　　　　　　　　　　　　　　　　　　　　　　»

见患者双下肢胫部疹色暗紫，融合成片，瘙痒难耐。近时又增眩晕，查血压 100/60mmHg。初时以为低血压导致眩晕，后据纳差、舌苔白厚、脉濡缓，诊为湿热下注浸淫成疮，湿郁热蒸上扰空窍，故发眩晕。治当健脾燥湿、清热止痒，处以四妙散合泽泻汤：

苍术 9 克　　　黄柏 6 克　　　薏苡仁 9 克　　　白术 9 克

牛膝 9 克　　　泽泻 15 克　　　（三剂）

4月15日来诊，言其皮肤瘙痒减轻，干燥脱屑，暗紫色逐渐消退，眩晕强半，舌苔变薄，脉缓，继服两剂，竟告痊愈。

按　　　　　　　　　　　　　　　　　　　　　　　　→按

眩晕和湿疹本属两个不同的病症，而本案却能放在一起论治，且疗效显著，其原因就在于它们的病因同属脾虚失运，湿邪中阻，蕴久化热，浸淫下注而成湿疹。清阳不升，湿浊上扰空窍而致眩晕。治病必求其本。正如《内经》所谓"伏其所主而先其所因"。补脾燥土、利水除湿，是这两个不同病症的共同治法，中医学称之为"异病同治"。方中白术与苍术相兼而用，补脾与运脾并施，其效益彰；泽泻、薏苡仁乃利水渗湿之品，不使水湿聚积为患；黄柏苦寒清热，牛膝引药下行。诸药和合，澄其源而流自清矣。此不同病症而收一箭双雕之功的根本所在。

急性湿疹治验

 病症

冯某某，女，54 岁，住尧禾，2008 年 10 月 10 日初诊。半月前全身出疹，瘙痒不已。即去当地医院诊治，打针吃药不但无效且日益加重。患者不愿再接受治疗，主动出院请余用中医药治疗。

刻诊

见患者衣巾重裹，只露两目，俨然是一恶风甚者。观其皮肤潮红，遍体生疮如豆粒大小，有的呈水疱样，糜烂成片，滋水浸淫，令人不忍直视。瘙痒无度，尤以上半身为重。此风湿热邪乘腠理不密之机客于肌肤而成。由于治之不当，以致迁延加重如此。考《医宗金鉴》有云："浸淫疮发火湿风，黄水浸淫似疥形，蔓延成片痒不止，治宜清热并消风。"予四物消风散，疏风养血，清热除湿：

荆芥 9 克	防风 9 克	当归 9 克	生地黄 15 克
苦参 9 克	苍术 9 克	蝉蜕 6 克	胡麻仁 6 克
牛蒡子 9 克	知母 9 克	石膏 9 克	木通 6 克
甘草 6 克	赤芍 9 克	川芎 6 克	

服上方三剂后，皮肤潮红显退，未见新生疹疮，糜烂浸淫改善大半。药已中彀，毋庸更张。继服上方六剂，糜烂向愈，结痂生出健康皮肤。

痦疮治验

 病症　　许某某，男，15 岁，住许家村，2006 年 3 月 1 日初诊。两手足满布疮疹一周余，经皮肤科治疗无效，求诊于余。见患者手足肥厚，皮肤粗糙，密布疮疹，顶端浆液充盈、透明发亮。尤以手足背部为甚，瘙痒殊甚，破后如痦状烂湿浸淫，使人目不忍睹。

▎刻诊▎　　　　　　　　　　　　　　　　　　　　　　　　　　》》

细思"脾主四肢"，又病机十九条云"诸湿肿满皆属于脾，诸痛痒疮皆属于心"，说明脾虚不能正常布散水精于四肢，肤腠被风热之邪所壅阻，致使气血结聚而生（疱）痦疮。法宜健脾利湿，清热止痒。处以除湿胃苓汤加薏苡仁：

苍术 9 克	厚朴 9 克	陈皮 6 克	白术 9 克
茯苓 9 克	泽泻 15 克	猪苓 9 克	滑石 18 克
栀子 9 克	防风 9 克	薏苡仁 15 克	甘草 3 克

服上方三剂，手足肥厚消退，疮疹已愈大半，余均干瘪结痂。效不更方，又三剂平复如初。

按

癌疮乃湿疮之发于手足者也。《诸病源候论》谓："癌疮者，由肤腠虚，风湿之气折于气血，结聚所生，多著手足间，递相对，如新生茱萸子，痛痒抓搔成疮，黄汁出浸淫生长，拆裂，时瘥时剧，变化生虫故名癌疮。"余治此病多例，均用此方，应手而愈。

手掌发黄治验

病症　杨某某，女，38 岁，住大杨，2008 年 1 月就诊。两月前发现双手掌发黄，即经医院检查，直接胆红素、间接胆红素均在正常数值范围。身体其他部位无黄染，经中西医治疗无效，求治于余。

刻诊

见患者身体健壮，无不适感，唯独两手掌发黄，色如黄柏，不痛不痒。舌淡苔薄，脉沉弦。此症少见，不便处方。细询之，其人地处农村，曾于秋收大忙季节，屡次干活汗出后，以冷水盥洗，势必手先入水，因是热被水遏，交蒸互郁，故而发黄。正与《金匮要略》所谓："黄汗之为病……色正黄，如柏汁，脉自沉，何以得之？"师曰："以汗出入水中浴，水从汗孔入得之，宜芪芍桂酒汤主之。"病机吻合，宗其法。遂书：

黄芪 15 克　　　桂枝 9 克　　　白芍 9 克　　　苦酒 30 克

上方服三剂后，手掌黄色略退。继予五剂，黄色已退八九，又五剂，黄色全退如常人。

遍体斑疹治验

 病症　贺某某，男，58 岁，住城关，2012 年 10 月 4 日初诊。患者月余前曾去洗染头发，后遍体发生斑疹，经省地医院多方治疗，效果不明显，遂浼余诊治。

▌刻诊▐　　　　　　　　　　　　　　　　　　　　　　　　　　》》

见其斑疹色红，头面躯体四肢斑疹密布，大的如玉米，小的如高粱米，略突出皮肤，抚之碍手。可以说体无完肤，惨不忍睹。但不甚瘙痒，察舌红、苔白厚腻，为湿邪阻遏之症，脉象濡缓是风湿留恋之象。风湿阻遏皮肤之间，内不得通，外不得泄，使营卫不和，气血蕴结，正气尚盛则邪气郁久而从热化，伤及营血，邪无出路，故发斑疹。因肺主皮毛，太阳主一身之表，同一病位。因此治疗当以宣发肺气、开通太阳为首务。俾肺气宣通，表气无从郁闭而邪自有出路。故用开通太阳宣发肺气的麻黄汤，加苍术、薏苡仁健脾渗湿，使湿邪无所郁遏，更加蝉蜕以透表，金银花、连翘清热解毒为之反佐。遂处方：

麻黄 9 克	桂枝 6 克	杏仁 9 克	薏苡仁 30 克
苍术 9 克	蝉蜕 6 克	金银花 15 克	连翘 9 克
甘草 6 克			

三诊（10月10日）

上方连服十五剂，肺气宣通，营卫渐调，斑疹逐渐消退，舌苔变薄。予上方再加养血活血之品，所谓血行风自灭。处方：

麻黄 9 克	桂枝 6 克	杏仁 9 克	薏苡仁 30 克
苍术 9 克	蝉蜕 6 克	金银花 15 克	连翘 9 克
生地黄 15 克	当归 9 克	赤芍 9 克	川芎 6 克
甘草 6 克			

三诊（10月21日）

继服上方十剂，斑疹全退，只留色素沉着，皮肤脱屑瘙痒，舌红苔薄，脉细数。此血虚风燥使然，予当归饮子，养血祛风，以善其后：

荆芥 9 克	防风 9 克	生地黄 18 克	当归 9 克
白芍 9 克	黄芪 15 克	何首乌 15 克	刺蒺藜 30 克
甘草 6 克			

连服上方五剂，瘙痒消失，恢复健康。

按

此证治疗分为三个阶段：

第一阶段，是因太阳营卫俱病，营卫行于表而发源于心肺。《内经》有云"诸痛痒疮，皆属于心"，又"肺主皮毛"，凡疮疡之在皮肤，当责之于心肺。故和营者正所以宁心也，调卫者，正所以保肺也。故用麻黄汤加白术，开通皮毛之郁闭，以祛太阳经在表之寒湿，加蝉蜕祛风止痒，现代药理研究证实，其有抗过敏作用，更佐金银花、连翘，清热解毒，使心火不亢，肺气清肃，而营卫调和，邪去正自安。

第二阶段，在原方的基础上增加了养血活血之四物汤，所谓血行风自灭，病情很快好转。

第三阶段，针对病久气血亏虚，皮肤营养缺失而致脱屑瘙痒，予当归饮子补气养血、祛风止痒，以善其后。

由于证治合理，药证相应，因之取效迅速。

疮后少腹肿硬治验

病症 高某某，女，62 岁，住寺前，2007 年 6 月 20 日初诊。右侧少腹角肿痛廿余日，前经西医诊为蜂窝组织炎。打针输液，虽肿痛有所减轻，但患处仍紫暗肿硬，如掌心大一块，按之顽硬，隐痛，久不消散。患者颇以为苦，询治于余。

▌刻诊 ▌ ≫

见患者面色晦滞，唇舌清淡，二便调和，脉缓。此属阴疽之类，当补气和血，温通经脉，佐以清热解毒，内服方予降痈活命饮合阳和汤化裁：

黄芪 15 克　　　当归 15 克　　　金银花 15 克　　甘草 9 克

麻黄 2 克　　　桂枝 2 克　　　白芥子 6 克

外用方真君妙贴散：

硫黄 250 克，荞面 500 克，麦面 500 克。上三味，共一处，用清水微拌，干湿得宜，擀成薄片微晒，单纸包裹，风中阴干，研为细末，新汲水调敷患处。

上方服三剂，局部较前柔软，痛减。效不更方，又三剂，肿硬全消，痛止，病告痊愈。

验方降痈活命饮，益气和血，托里解毒，排脓去腐，生肌长肉，治一切无名肿毒（无论阴证阳证）及产后痈毒；阳和汤是治肉白色淡之阴疽名方。对于此证，二方合用化裁其效尤佳。凡邪毒久稽，正气必虚。故用黄芪、当归补气养血，托里解毒。更用金银花、甘草清热解毒。再以桂枝入营，麻黄达卫，白芥子去皮里膜外之顽痰。诸药和合，俾气血充足，营卫调和，毒热消散，痰瘀化解，顽肿自然消退。

牛皮癣（银屑病）

陈某某，男，54岁，住蒲城高阳清泉村，2003年7月10日初诊。高中毕业回乡务农那年夏季，不知何因，突然从头顶到四肢至全身多处发生皮疹瘙痒，反复出现多层银白色干燥鳞屑，在当地医治无效。因此疾影响未能进军校学习深造，而后才高度重视。先后三次去西安医科大学附属第二医院皮肤科就诊，确诊为牛皮癣（银屑病）。内服、外敷药后稍有好转，随后又复发。迫于无奈，多年来只要病不危重，就勉强将就，对治疗也无信心。直至今夏病情发作较重，经老友介绍，浼余诊治。

刻诊

细观患者，头面皮肤比较正常，上躯干部有散在红斑脱屑，而下肢小腿伸侧，有手掌大两片满布多层鳞屑的皮损，花剥处，紧贴里面的呈蜡黄色，轻刮薄膜即是油红色，可见散在小出血点，况且两侧对称发作，大小等同，其严重程度确实令人目不忍视。阵发性奇痒，舌色暗红、苔白、脉缓涩，并不伴全身其他症状。已罹此病卅余年，尝试过多种治疗，始终无效。

细思牛皮癣是一种顽固性皮肤病，隋代《诸病源候论》称其为干癣："干癣，但有匡郭，皮枯索，痒，搔之白屑出是也。皆是风湿邪气，客于腠理，复值寒湿，与血气相搏所生。若其风毒气多，湿气少，故风沉入深，故无汗，为干癣也。其中亦生虫。"

明代《外科正宗》谓："顽癣乃风、热、湿、虫四者为患，发之大小圆斜不一，干湿新久之殊……牛皮癣如牛领之皮，顽硬且坚，抓之如朽木。其病因病机当属血燥风毒客于脾肺二经。肺主皮毛，邪气怫郁于肌肤，玄府开合失度，邪居肌肤之间，营卫气血受阻，营卫病则心肺病。"

《内经》有云"诸痛痒疮皆属于心"，又"脾为胃行其津液"，湿邪困脾，脾失健运，湿邪内生与外邪相搏结稽留于肌肤不得宣泄，以致病程缠绵经久不愈。尽管病程已历三十多年，治疗多从清热解毒祛湿上着想，很少穷究玄府开合失度的病理机制。因为玄府就是排毒的主要通道，邪气怫郁开合受阻，阳气郁遏不伸，有毒物质不能很好地宣泄，稽留肌肤日久蕴积损伤皮肤，而成是证。因此病年深日久，表邪亦微，邪气欲从表出，而不得小汗出，则邪无从出。邪气游行于皮肤则痒，其病机介乎于解肌与发汗之间。参酌《伤寒论》第23条：太阳病，得之八九日，如疟状发热恶寒，热多寒少……面色反有热色者未欲解也。以其不能得小汗出，身必痒，宜桂枝麻黄各半汤。此证既不能小汗出，则非单独桂枝汤所宜。又邪气亦微，亦非麻黄汤所能发。二方合用，其中桂枝汤不特发散邪气且扶助正气，以其方甘酸辛化合，具生阳化阴之妙。与麻黄汤合剂，则能尽麻黄之力，而并去其悍性，这样开通腠理不使其过，调和营卫恰到好处。小汗法能使玄府开合有度，有毒物质不得残留为害。故宗上方化裁：

麻黄9克　　　桂枝9克　　　白芍9克　　　杏仁9克

薏苡仁 15 克　　　苍术 9 克　　　炙甘草 6 克　　　生姜 9 克

大枣 4 个

先以上方五剂水煎，分早晚两次服用。

二诊（7月16日）

五剂服完瘙痒减轻大半，鳞屑有减退的趋向。药已中彀，是其明症，观舌暗红苔白，脉缓涩，说明久病必瘀。验云："治风先治血，血行风自灭。"盖脱屑瘙痒尽属风邪表现，故予上方合桃红四物汤。处方：

麻黄 9 克	桂枝 9 克	白芍 9 克	杏仁 9 克
薏苡仁 15 克	苍术 9 克	甘草 6 克	生地黄 15 克
当归 9 克	川芎 6 克	桃仁 9 克	红花 6 克
生姜 9 克	大枣 4 个		

上方服五剂效果明显。鳞屑层变薄，瘙痒进一步减轻，皮损面积回缩，有新生皮岛出现，患者喜形于色。坚持服用十多剂后，终于全身皮损消退，鳞屑消失。随后，时或有所发作，但服上方数剂立即见效，如此共服上方八十余剂，皮肤光润完美，至今已二十年，皮肤健康如初。

结节性红斑治验

病症

刘某某，女，47岁，住东关，2008年6月26日初诊。旧患类风湿。十多天前，上下肢布满大小不等坚硬红斑，在某医院按风湿结节处理，用头孢霉素等静脉滴注十余日治疗，证情有增无减，求诊于余。

刻诊

见患者形体消瘦，上下肢双侧布满红斑，大的如核桃色鲜红，小的如蚕豆色较浅淡，坚硬触痛。下肢皮肤紧张，水肿，屈伸不便，行走困难，颇为痛苦。观其舌苔黄，脉濡数，知非风湿结节也。因风湿结节客于筋骨，遇天阴寒冷增重。此为湿热内蕴，郁于皮肤为病，呈现一派湿热客于络脉、气血凝滞之象。法当清热利湿，活血化瘀。予萆薢渗湿汤加味：

萆薢9克	薏苡仁15克	黄柏9克	土茯苓15克
牡丹皮9克	泽泻9克	滑石18克	通草6克
羌活9克	独活9克	威灵仙9克	当归9克

上方服三剂证情减轻大半，又服三剂，红斑基本消退。

过敏性紫癜

　　董某某，男，13岁，住上徐，2012年6月14日诊。患者于半年前突然下肢肿痛，发现有紫红色斑点。去西安医院确诊为"过敏性紫癜"。经医院用激素、抗过敏等治疗后，一度紫癜消退。但时有反复，十天前下肢又发现紫癜，急去医院化验检查，除白细胞略高外，余均在正常范围，治疗效果不理想。经人介绍，浼余用中医药治疗。

刻诊 　　　　　　　　　　　　　　　　　　　　>>

　　见患儿呈满月脸，面色晦滞不华。腿颈部微肿痛，有散在紫癜分布，其色紫暗，按之不褪色。口咽红赤，舌红少苔，汗出口渴，脉浮数。显系风热邪毒侵犯卫表，内迫营血，灼伤脉络，血不循经而外溢，故发紫癜。治当疏风清热，凉血止血。方予银翘散去淡豆豉加生地黄、牡丹皮、白茅根等。服上方三剂，紫癜较前稀疏，化验白细胞已正常。查舌红、脉弦数，仍属热毒郁于脉络，迫血妄行。遵叶氏"入营犹可透热转气，入血就恐耗血动血，直须凉血散血"，予千金犀角地黄汤加减，清热解毒，凉血止血，而疏透之品亦不可或缺，遂书：

生地黄 12 克	牡丹皮 6 克	紫草 6 克	赤芍 6 克
连翘 6 克	茜草 6 克	蝉蜕 4.5 克	僵蚕 6 克
荆芥 6 克	甘草 6 克	白茅根 12 克	槐花 4.5 克

　　服上方三剂，紫癜退去，只留色素沉着，再无症状可稽。为巩固疗效，继予上方五剂以善其后。服药已，半年来未见紫癜发作。

热毒郁于皮肤脉络之中，迫血从肌中溢出，成点、成片是为紫癜。病变不外邪实与正虚两个方面。早期多血热实证，治宜清热凉血；迁延则多热盛伤阴，治宜滋阴降火。久病正虚，当补气摄血，此证虽迁延半年之久，但毒热未离气营，故先予银翘散加减。当毒热有所缓解，即予千金犀角地黄汤加味清热解毒，凉血散血。方中生地黄去积聚而补阴，芍药去恶血生新血，牡丹皮泻血中之伏火，蓄血自得下行。余以清热解毒、凉血止血的紫草易犀角，同样可以起到犀角地黄汤的效用。叶氏明训："入营犹可透热转气。"故在凉血散血的基础上加疏散风热的荆芥、连翘、蝉蜕、僵蚕，使其邪热外透。其中荆芥透邪并能止血，蝉蜕、僵蚕具有抗过敏作用，更加白茅根、槐花、茜草清热止血。方证相应，取效迅速。

犀角地黄汤，治伤寒及温病应发汗而不发汗之内蓄血者，及鼻衄吐血不尽，内余瘀血，面黄，大便黑，消瘀血方。犀角一两，生地黄八两，芍药三两，牡丹皮二两，喜妄如狂者加大黄二两，黄芩二两。

浅静脉炎

党某某，女，38 岁，住南门口，2008 年 5 月 10 日初诊。自述昨日起，右下肢外踝上偏后有手掌大一块焮红疼痛，小腿下迅速肿胀光亮，兼有青紫瘀斑。扪之，中有索条状肿物，触痛拒按，行动困难。体温 39.3℃，舌质暗、苔薄、脉弦数。

刻诊 »

此湿热蕴结，血瘀络阻。治宜清热利湿，活血通络，方拟萆薢渗湿汤合五神汤加减：

萆薢9克	薏苡仁15克	黄柏9克	土茯苓15克
滑石18克	通草6克	泽泻9克	金银花15克
地丁12克	蒲公英15克	牡丹皮9克	苍术9克
牛膝9克	乳香6克	没药6克	

二诊（5月13日）»

服上方三剂，热退，疼痛减轻大半。索状肿物较前柔软，焮红紫肿光亮有所消减，炎威之势受挫，肿痛向愈有望。当增散瘀利湿之品，促其瘀散肿消，遂处方：

萆薢9克	薏苡仁15克	黄柏9克	土茯苓15克
牡丹皮9克	泽泻9克	滑石18克	通草6克
金银花15克	蒲公英15克	泽兰15克	乳香6克
没药6克	牛膝9克		

继服六剂，肿消痛止，行动如常，仅留色素沉着，其病告愈。

・按

浅静脉炎是现代医学的病名，指静脉内腔的炎症，并伴血栓形成，发生于浅静脉者。中医无此病名，其症状与《备急千金要方》之腨病类似："凡腨病，喜发四肢，其状赤脉，起如编绳，急痛壮热，其发于脚，喜从腨起至踝，故云腨病也。发于臂，喜着腋下，皆由久劳，热气盛为湿凉所折，气结筋中成此病也，亦如编绳。"本案与腨病病因颇相类似，故用清热利湿佐以活血通络之法，药证相应，因而奏效迅速。

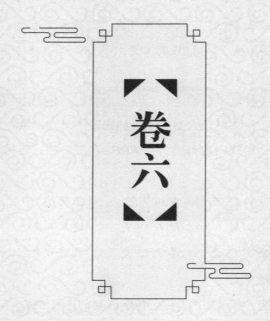

卷六

天柱骨倾倒治验

刘某某，男，79 岁，住北大街，1992 年 4 月 24 日初诊。患者于两月前自觉项背强痛，头俯垂，自以为落枕。经人牵揉整复，非但没有减轻，反而强痛俯垂更甚，即去县医院检查。摄片提示颈椎增生，服用颈复康、骨刺片等。加之按摩，间或屡试土单验方。历时两月有余，症状不减，且渐趋严重。医者病家均认为其年事已高，五脏俱衰，业已倾倒，恐在不救。家属一边准备后事，一边请余以决安危。

刻诊

见患者形容憔悴，面色晦滞，头俯垂不举。下颌紧贴胸骨，丝毫不能上抬。脊柱高突，从背后看去，见不到头，不能左右顾盼，只能看清脚前不远距离。要略向前看，需臀腰使劲前弓。近日颈项背脊拘牵掣痛益剧，以致晚间不能平卧，倚枕半躺。食纳锐减，精神衰颓，两腿酸软，行走不稳。起则头眩，下肢逆冷肿胀，按之凹陷不起。小便不利，舌光少苔无华，脉沉缓弱。

统观以上脉证，诚危急之候。治之殊为棘手，但又不忍坐视。经再三踌躇，反复推敲，忆及《素问·痹论》有云"肾痹者……脊以代头"，正是对此症的形象描述。肾藏精主骨生髓，起于足下、上贯脊。脊系督脉，背属太阳，督脉属肾络脑交巅，下项挟脊，循膂，总督诸阳，维系肾、脑、脊髓之正常功能。老年肝肾亏虚，精血俱衰。病久失治，元气耗伤，督虚阳气不举，寒邪痹闭于背，经腧不利，气血涩滞，筋脉失濡，八脉纲维不用，斯疾由是而作。叶天士云："肝肾精气受戕，致奇经八脉乏运用之力。"此之谓也。

今病已历两月，治之不当，进而累及脾土。今肿自下起，小便不利，是水失火而败。又土为火子，真阳不治则土德愈衰。后天乏化，传输失职，阳气不到之处，即阴浊凝聚之所，是以足跗肿甚。舌光少苔无华，乃因邪水阻遏，阴津无以上承，精血虚衰不荣所致。脉沉缓弱，说明脾虚水泛，阳虚不运。治当先益气健脾，通阳化气利水，俾脾气健运，传输正常，阳气输布，水湿渐化，再议头倾脊折。方拟防己黄芪汤合五苓散化裁：

黄芪 30 克	白术 12 克	茯苓 12 克	泽泻 15 克
大腹皮 12 克	桂枝 9 克	防己 10 克	（五剂水煎服）

▌二诊（4月30日）▌ »

精神略振，小便渐通，下肢转温，肿胀逐渐消退。阳气已有来复之象，水湿始有分利之势。食纳略增，脉舌同前。因肺为水之上源，上窍清则下窍利，肾主水，肾气盛则水之气化有司。故予上方加杏仁 9 克以利肺，菟丝子 9 克以益肾（继进五剂）。

▌三诊（5月7日）▌ »

小便畅利，下肢肿胀明显消退，按之不再凹陷。足见肾气已有内充之象，脾土渐复健运之常。水精四布，水湿渐化，已入坦途。仍当继续培补脾肾以固堤防，守前方再加当归 10 克，鹿角霜 9 克，巴戟天 9 克，增强补肾益精、温通督脉之功（又服五剂）。

▌四诊（5月16日）▌ »

脾肾之阳渐振，气化日趋正常，水道完全通畅，肿胀彻底消退，项背强痛也有改善。头能上抬二寸许，可以平卧。进食自如，饮食健旺，精神转佳。脾肾之阳虽渐振奋，但头倾、项背强痛、两腿软弱无力改善尚属缓慢，不得固守原方，亟宜充形通络。《伤寒论》云："太阳病，项背强几几，反汗出恶风者，桂枝加葛根汤主之。"宗此方再加补肾益精、温通督脉、益气养血之品，岂不更为合拍。遂书：

黄芪 30 克	葛根 12 克	桂枝 9 克	白芍 9 克
当归 9 克	丹参 15 克	僵蚕 9 克	菊花 9 克
炙甘草 6 克	鹿角霜 9 克	狗脊 9 克	巴戟天 9 克
菟丝子 9 克	生姜 9 克	大枣 4 个	

五剂，水煎服。

五诊（5 月 21 日）

大有转机。肾督阳气已有升举之势，背脊渐复振颓之机。营卫调和，经腧渐利，项背强痛更为减轻，头能抬举四寸多。面色渐荣，精神日振。只是项背俯仰仍感拘牵，两腿仍然困弱无力。脉沉缓较有力，舌光无苔略燥。因思阳气应扶，阴液当顾。"阴平阳秘，精神乃治"，殊应恪守。故予上方去姜枣加石斛 12 克强阴益精（七剂）。

六诊（6 月 1 日）

项背强痛基本解除，头项抬举接近正常，顾盼比较自如，两腿较前有力。躺卧自然，眠食俱佳。舌已荣润，脉趋平和，病已十去八九。为巩固疗效，守上方再予七剂，令其隔日一剂。

嗣后，头项抬举正常，俯仰顾盼自如，治疗历时两月，服药三十四剂，病告痊愈，一年半后随访，健康无恙。

按

本病的治疗，大致可分为两个阶段。第一个阶段，由于久病不能及时恰当地治疗，损伤脾肾之气。脾虚不能治水而反克，肾虚水无所主而妄行，亟以通阳泄浊，崇土治水为急务，故选防己黄芪汤合五苓散化裁。古人云："水非气不行，非土莫制。"方中黄芪补气健脾，气旺则传输有力，大腹皮行气利水，乃水随气转之意；白术、茯苓、泽泻健脾利水泄浊；桂枝入太阳经，温通经脉，通阳化气，助黄芪温补元气，合苓术使脾阳旁达，实一药多用；防己导水下行从小便排出。二诊见水湿已有潜消之势，只守前方加杏仁利肺，菟丝子益肾，促使肿胀消退。三诊水湿基本潜化，为尽快改善头项俯仰功能，故予上方再加鹿角霜以通督脉之气，巴戟天温补肾阳，强壮筋骨，当归养血活血。

　　第二个阶段，水患弥平，头倾脊折恢复较慢，仍当责之于背督筋脉懈弛之故。正如叶天士所谓"身体伛偻，乃奇经纲维不用，充形通络可效"。故宗仲景桂枝加葛根汤调和营卫，疏通经腧，加黄芪、当归补气养血；菟丝子、巴戟天、狗脊温补肾阳，强筋健骨；借鹿角霜温通督脉之力，使精气上注于脑；久病必有瘀，故加丹参活血化瘀；僵蚕散结行经，菊花清利头目，二物轻浮，能升清阳之气，可引诸药上至巅顶，且制温药上达之燥性，诸药协和，见效迅速。五诊自觉舌燥，阴液不充显然。故去姜枣，增入石斛强阴益精，守方不移，终于达到充形通络之目的，从而恢复健康。

颈椎病伴眩晕

　　梁某某，女，48岁，住大杨，2010年11月10日诊。项背强痛，眩晕月余。经拍片示：颈椎曲度变直，椎管狭窄，中西药口服敷贴，俱未改善，前来浼余诊治。

刻诊 ❯ ≫

见患者项背强紧，颈部向右旋转受限。右肩臂疼痛，抬举抚背受限。动则眩晕，转侧俯仰更甚，按之心下痞满，呕恶心烦，舌红苔薄黄，脉弦滑。

思之，项背乃太阳地面，邪客太阳经腧，必定营卫不和，气血不利，筋脉失养，因而项背强痛。故《伤寒论》有"太阳病，脉浮头项强痛而恶寒"之训。眩晕虽与经腧不利相关，但痰热上扰仍不可忽视。古人认为：无痰不作眩。因此治疗本病应在疏通经腧的基础上化痰消瘀，遂处方：温胆汤加葛根、丹参、菊花、天麻。

葛根专理颈项通督达脊，加上温胆汤清胆和胃，以杜生痰之源，撤其痰热上扰之势。一味丹参功同四物，具备养血活血之能，配伍菊花能益金水二脏，制火而平木，木平则风熄，火降则热除。天麻活血通脉，清头目而定眩，平肝息风止痉，火降则热除。

由于方证对应，先服五剂，其证减轻大半。二诊又予原方五剂，项强眩晕再未发作。

膝痛治验

问某某，男，86岁，住南街，2009年3月6日初诊。自去年腊月以来，右膝疼痛屈伸不便。动则从膝内环绕向上掣痛如折，尤以上下楼梯为重。查膝部并不红肿，舌净脉略弦。

考《金匮要略·腹满寒疝宿食病脉证治》有云："胁下偏痛，发热，其脉紧弦，此寒也，以温药下之，宜大黄附子汤。"又《方函口诀》谓"此方主偏痛，不拘左右，凡胁下自胸胁至腰痛者……凡顽固偏僻难拔之积，皆阴阳错杂非常例所拘"，故予大黄附子汤合芍药甘草汤。

大黄 3 克	附子 9 克	细辛 6 克	白芍 18 克
炙甘草 6 克	怀牛膝 9 克		

上方服三剂，其病如失。

按

胡希恕老先生谓："这是古人得出的一种规律，凡是偏侧痛，古人认为是寒实，应当用温药下之。"本证一侧膝痛，况且拘挛掣痛，芍药甘草汤恰是脚挛急的特效方。更加怀牛膝引药下行，强腰膝，舒筋脉，合而用之，其效如神。

跌打损伤案

罗某某，男，82 岁，住东巷，2006 年 5 月 12 日诊。前三日从车上摔下，初无知觉，爬起自行回家，自购跌打丸、三七片服用。越两日，胸背痛甚，辗转反侧痛不能忍，呼吸引痛，不能大声说话，呻吟不已，求诊于余。

查外表伤势不重，脉舌无异。细思患者摔倒以后，经络受损，气血离经，未能即刻瘀阻，神经系统未能做出及时反应。是以摔倒后，初无知觉，或疼痛不甚。后由气血逐渐凝滞，加重，阻塞经络，不通即痛。虽服跌打丸等尚缓不济急，因此疼痛加剧。复元活血汤为古代治疗跌打损伤的名方，具有活血化瘀、通络止痛之功用，立即处方：

柴胡9克	当归尾9克	天花粉9克	桃仁9克
红花6克	穿山甲6克	大黄9克	桔梗6克
甘草9克			

服一剂即痛减，三剂服完痛愈强半。效不更方，先后连用十剂，诸恙尽瘳。由于疗效神速，患者赞叹不已，感言此方灵验，将作为传家宝，留传后代。

风湿结节治验

 刘某某，女，46岁，百货大楼职工，2008年10月16日诊。患类风湿多年，经治疗肢节肿痛明显好转，近来四肢遍布玉米粒状、杏核大的皮下结节，皮色不变，疼痛拒按。四肢拘痛，伸曲强急，曾经多方治疗无效，求诊于余。

细思患者罹患风湿多年，必定风湿阻遏气血津液，聚而为痰。俗云："止者为痰，留者为饮。"是以痰气留聚皮下为核肿，气血为痰湿所阻滞，不通则痛，故四肢拘痛强急。因忆《金匮要略·痉湿暍病脉证并治》载：病者一身尽痛，发热日晡所剧者，此名风湿。此病伤于汗出当风，或久伤取冷所致也，可予麻杏薏甘汤。以麻黄散寒，薏苡仁除湿，杏仁利气助通泄之用，甘草和中，又加白术健脾除湿，以杜生痰之源，白芥子能除皮里膜外之顽痰。遂处：

麻黄 6 克　　　杏仁 9 克　　　薏苡仁 15 克　　白术 9 克

白芥子 9 克　　　炙甘草 6 克

连服上方十余剂，结节渐消，四肢疼痛减轻大半，活动自如。

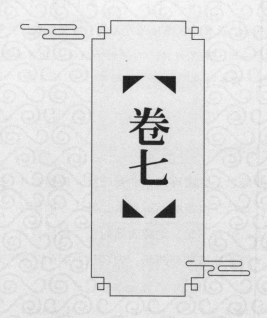

卷七

妊娠恶阻

病症
　　郭某某，女，29 岁，住北井头，2017 年 4 月 14 日初诊。闭经 50 余天，恶心呕吐、厌食，在当地治疗无效，即住医院。先令禁食，继之输液，治疗一周，未见好转。不但频繁呕吐，且胃疼急迫。无奈患者自行出院，请余诊治。

▌刻诊▐　　　　　　　　　　　　　　　　　　　　≫

　　见其形容憔悴，精神倦怠，脘腹疼痛，曲背弯腰，捧腹有不可忍受状。舌淡、苔薄、脉缓弱无力。此乃肝血养胎而不涵木，肝体亏而用强，犯胃则呕，胃受克则厌食，呕逆日久，给养不足，则脾虚而血少，经脉失养，脾络瘀滞，故见脘腹拘急疼痛之症。先予桂枝加芍药汤，内调气血阴阳，配芍药增强其活血和络、缓急止痛之功。

　　桂枝 9 克　　　白芍 18 克　　　炙甘草 6 克　　　生姜 9 克

　　大枣 4 个

▌二诊（4 月 16 日）▐　　　　　　　　　　　　≫

　　上方服一剂后脘腹疼痛大为缓解。白天基本不痛，唯晚间疼痛。仍呕恶厌食，频吐清水，此脾胃虚弱，冲气上逆。当易方：归芍六君子汤，和胃降逆，养血安胎：

　　党参 9 克　　　白术 9 克　　　茯苓 9 克　　　半夏 9 克

　　陈皮 6 克　　　当归 9 克　　　白芍 18 克　　　藿香 6 克

竹茹6克　　　炙甘草6克　　　生姜9克　　　灶心土30克

先将灶心土打碎为末，煎两沸去渣，入上药同煎，分多次少量服之。连服上方三剂，脘腹疼痛不作，呕吐清水渐止，可以进食，精神日益恢复。

按

冲为血海，任主胞胎。胎元初结，肝血养胎不涵木，肝体亏而用强。停经之后，其中浊气无从发泄，乘肝上逆而犯胃，胃虚气逆不降，则呕吐作矣。呕吐日久，化源匮乏，脾虚血少，经脉失养，脾络瘀滞，故见脘腹拘急疼痛之证。正是《内经》所谓"冲脉为病，逆气里急"。由此可见，此例恶阻病因，非但肝逆犯胃，且与冲脉逆气里急密切相关。用桂枝加芍药汤调和气血，降冲逆，疏通经脉，缓急止痛，倍芍药酸甘益阴而于土中伐木，既补脾之中又平肝胆之横逆，还可增强缓解经脉之挛急而止痛。诚如清代名医黄元御云：桂枝汤中甘草、大枣补其脾精，桂枝、芍药调其肝血，生姜降逆止呕，妊娠初治之良法也，确属经验之谈。

闭经之一

 病症　赵某，女，42岁，住北塬，2014年10月6日诊。患者在广州工作，月经延期两月，在当地治疗，经闭依旧，无奈请假回家乡，浼余诊治。

刻诊

患者自诉头晕，情绪烦躁，胸闷胁痛。大便干结，少腹胀痛，舌暗红、苔薄白、脉弦涩。此肝气郁而不舒，以致血海受扰，使气郁血滞，月经闭阻。法当疏肝解郁，通经活血，方拟逍遥散合桂枝茯苓丸化裁：

柴胡 9 克	白术 9 克	茯苓 9 克	当归 9 克
白芍 9 克	桂枝 9 克	桃仁 9 克	牡丹皮 9 克
益母草 12 克	香附 9 克	甘草 6 克	

三剂服已，月经即行。长期以来的大便干结也同时治愈。正如《内经》所云："疏其血气，令其条达而致和平。"此之谓也。

闭经之二

 病症　　某女，20 岁，住新华学校附近，2010 年 9 月诊。闭经四年多，最初使用孕酮注射三天，月经即行。后来激素疗法逐渐无效，又经中西医多方治疗，总是闭经不行，无奈请余诊治。

刻诊

见患者形体正常，面色红润。只感全身拘束，腰酸困。饮食二便无不适，舌净、脉弦缓。此乃肝经气血郁滞，冲任失调而致闭经。法当疏肝理气和血，兼调冲任。方拟逍遥散加味：

柴胡 9 克	白术 9 克	白芍 9 克	当归 9 克
茯苓 9 克	香附 9 克	益母草 12 克	丹参 15 克
桂枝 9 克	桃仁 9 克	巴戟天 9 克	淫羊藿 12 克

甘草 6 克

上方先后调理月余，于 10 月 6 日来月经，经行三四日停止。下月经行将至又恐延期，经前五日继服三剂以巩固疗效，从此闭经告愈。

崩漏治验

 病症　张某某，女，38 岁，住环南村，2009 年 8 月 31 日初诊。闭经四个多月，经治疗后于 6 月 22 日来潮。行经八日，血色暗红，量中等，余均正常。7 月 19 日来月经，至今淋漓未净，间或下血块带有膜状物。经数家医院妇科治疗，中西药杂投，止而复行。患者恐惧，求余为之诊治。

刻诊　❯❯

见其面色萎黄晦滞，腰挺不直，腹痛不著。舌红、苔白厚、脉缓弦，所下血块带膜状物。随即考虑此证下血已久，损伤冲任。根据久崩多虚，久漏多瘀，治疗既要补益脾肾之虚，又当疏理肝气、经血之郁滞。先予张锡纯之安冲汤：

黄芪 18 克	白术 9 克	白芍 12 克	龙骨 15 克
牡蛎 15 克	海螵蛸 9 克	茜草 9 克	川续断 9 克
生地黄 12 克	甘草 6 克	（三剂水煎服）	

二诊（9月2日）

　　服药后，膜状血块有所减少，但大便次数频繁。每有大便感觉时，即小腹疼痛，只有暗红色血块从前阴排出，却无粪便泻下。观此症状，即明瘀血阻滞冲任，刺激肠道，欲排瘀血即有大便感。查舌红、苔薄白、脉缓涩。正如《血证论》所谓"凡系离经之血……此血在身，不能加于好血，而反阻新血化机"，瘀血不去，新血不得归经，因此决意先消瘀血。宗刘奉五老先生经验，先予产后加味生化汤，活血化瘀，养血温经：

当归9克	川芎3克	红花3克	益母草3克
泽兰3克	蒲黄6克	甘草1.5克	炮姜1.5克
山楂6克	五灵脂6克	（三剂水煎服）	

三诊（9月6日）

　　服药后，排出紫黑血块及秽物较多，随即腹病顿减，全身如释重负，腰可挺直。舌红、苔白、脉缓。复予安冲汤三剂，崩漏从此告愈。此案说明，祛瘀生新才是澄源正本之图。

月经过多延久不断

 病症　　丁某，女，43岁，住洛北，2006年10月6日诊。月经过多，经久不断，已有半年之久。每次月经淋漓不断，都得服药治疗后方净，否则缠绵不已。连月以来，几乎上月不已下月又至，以致周期紊乱。此次行经已有月余不断，因在宁夏打工经当地治疗无效，不能正常工作，无奈只得请假返家，请余诊治。

刻诊 »

见患者面色苍白，精神萎靡，询得月经色淡质薄，查舌淡脉缓弱。此必劳倦过度，饮食不节，以致脾气虚弱。脾虚及肾，则冲任不固，经血失统，故使月经过多，久延不断。思《医学衷中参西录》有云："安冲汤，治妇女经水行时多而且延久过期不止或不时漏下。"遂处安冲汤加味：

黄芪18克　　　白术12克　　　生龙骨15克　　　生牡蛎15克

生地黄15克　　白芍12克　　　海螵蛸12克　　　茜草9克

川续断9克　　　阿胶9克　　　　荆芥炭15克　　　甘草6克

服上方三剂，经净，身体恢复健康。

痛 经

病症　　王某，女，25岁，住西巷，2015年7月25日诊。每次月经小腹疼痛，服用止痛药品尚可忍受。此次经行腹痛更为剧烈，捧腹踡屈，躺卧地上，不顾仪态，大声哭喊。面色苍白，冷汗自出。时有晕厥之虞，家人为之仓皇。其祖父是余挚友，急邀至家。

刻诊　　》》

　　乍观此情，诚有措手不及之感。急切间以指代针，立即趁其躺卧之势，先点按华佗夹脊穴，须臾稍觉稳定，继续分别点按血海、三阴交、阴陵泉，并加大力度。约五分钟左右，如此剧痛，奇迹般停止。查舌淡、苔白、脉缓涩。询知与忿郁有关，因此肝气郁结、气滞血瘀，当属此证的主要病机。而疏肝理气、活血化瘀则为的对之治。方拟桃红四物汤合失笑散加味：

生地黄9克	当归9克	白芍18克	川芎6克
桃仁9克	红花6克	香附9克	益母草12克
干姜6克	小茴香6克	蒲黄9克	五灵脂9克
甘草6克			

服药一剂，月经畅行，腹痛消失。

黄带治验

病症 申某某，女，51岁，住雷牙，2010年8月14日初诊。带下深黄量多，臭秽难闻已有半月，屡用中西药治之少效，今浼余治疗。

▌刻诊▌　　　　　　　　　　　　　　　　　　　　　　　**»»**

查其小腹隐痛，小便色黄，阴户刺痛，舌红、苔黄腻、脉滑数。显系肝经湿热下注，直犯阴户伤及胞脉，致带脉失约，秽浊下流使然。治宜清热解毒，化湿止带。拟方龙胆泻肝汤加味：

龙胆草9克	栀子9克	黄芩9克	木通9克
车前子9克	泽泻9克	生地黄12克	当归9克
柴胡6克	蒲公英15克	薏苡仁18克	甘草6克

▌二诊（8月18日）▌　　　　　　　　　　　　　　　　**»»**

黄带减少，颜色明显变浅，臭秽大减，小腹痛、阴户刺痛消除。小便较前清利，湿热有清化之象，带脉复固约之职。证情大有转机，无须苦寒再行戕伤正气。宗《医学心悟》："带下症……不外脾虚有湿。"因脾运正常，水湿无停滞之虑，湿浊自化。故需健脾渗湿，兼清余热。方拟异功散加味：

党参9克	白术9克	土茯苓15克	陈皮6克
山药15克	薏苡仁15克	扁豆9克	海螵蛸12克
茜草6克	黄柏9克	蒲公英15克	甘草6克　（五剂）

五剂服已，黄带消失，恢复健康。

半产后腰腹疼痛

王某，女，30岁，住西寨，2017年5月25日初诊。一月前因流产刮宫后，自感腰腹疼痛，即在当地妇科治疗，效果不明显。又去西安医院诊治，先后二十余日，不但证情未减，且有加重之虞。经人介绍，浼余诊治。

刻诊

见患者病容痛苦，以手护腹。自言少腹两侧痛掣后腰，下及两腿，疼痛以悠悠戚戚为主，始终未现剧痛，按之亦不加剧。月经量少，但却痛苦难耐。食纳二便均无显著改变，舌淡、苔少、脉弦缓。此由半产刮宫损伤冲任，将息失宜，风寒乘之。正如《灵枢·百病始生》所谓："此必虚邪之风与其身形，两虚相得，乃客其形。"故不能正常推陈致新，以致瘀阻积结在内，而现腰腹挛急之痛。治当益气养血，温通经脉。方予温经汤：

吴茱萸9克	当归9克	川芎6克	白芍18克
党参9克	桂枝9克	阿胶6克（烊）	牡丹皮9克
麦冬9克	半夏9克	炙甘草6克	生姜9克

二诊（5月28日）

连服上方三剂，全身轻松，喜笑颜开。腹痛消失，腰疼减轻，舌脉无多变化。继予上方再加怀牛膝9克，连服数剂恢复健康。

按

温经汤出自《金匮要略·妇人杂病》"主治妇人五十许病，血下数十日不止，暮即发热。少腹里急腹满，手掌烦热，唇口干燥"。患者亦因半产，损伤冲任，将息失宜，风寒乘之，瘀停腹中，阻滞经脉，故有腰腹挛急之症，该方由吴茱萸汤、麦门冬汤、桂枝汤、四物汤加减化裁而成。集寒热、温润为一体。方中吴茱萸、桂枝、生姜温经散寒，麦冬、半夏润燥降逆，当归、白芍、阿胶、川芎、牡丹皮养血调经祛瘀，党参、甘草补中益气，使阳生阴长，血液可充，大有温和经脉之意。故曰：温经汤。诚如清人所言"方内皆补养气血之药，未尝以逐瘀为事，而瘀自去，此养正邪自消之法也"。

经前乳头疼痛治验

病症

杨某某，女，37岁，住北矿，2007年3月30日诊。每于月经前十余日，两乳头疼痛，经行即痛止，已有半年之久。在此期间，不能戴胸罩更不能触动，连衣服摩擦亦得谨慎回避。今距经期仅一周时间，查乳头形色正常，余无不适，舌净、脉略弦。思乳头属肝，肝主疏泄。

刻诊

此症发作于经前，正值月经氤氲之际，厥阴之气郁而不畅，血行涩滞，故窍不得通。不通则痛，因致是证。治宜疏肝解郁，行气消滞，拟用逍遥散合桂枝茯苓丸加味：

柴胡9克　　　白芍9克　　　当归9克　　　白术9克

桂枝6克　　　桃仁9克　　　茯苓9克　　　牡丹皮9克

益母草12克　　香附9克　　　甘草6克

服上方三剂，虽距经期还有三日，但乳头疼痛消失，病告痊愈。

乳痈（乳腺炎）

　　史某某，女，29岁，住二马路，2009年10月3日初诊。产后五十余日，近三日来，初觉似感冒发热，之后出现右侧乳房红肿疼痛，触之右上象限有一4cm×5cm结块，嫩赤灼热，肿痛拒按，以致全身不适。

刻诊

此必由于起居不慎，养护不周，而致乳汁排泄不畅，积滞乳络。乳头属肝，肝气不疏，久而郁热。乳房属阳明胃经，胃热郁蒸，壅阻气血，热盛成毒，发为乳痈。急宜清热解毒，通乳散结。方拟加味瓜蒌散治之：

当归尾9克　　青皮4克　　　乳香9克　　　没药9克

穿山甲6克　　小通草6克　　蒲公英15克　金银花24克

白芷9克　　　甘草6克　　　全瓜蒌1个（连皮捣烂）

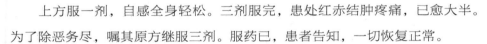

二诊（10月6日）

上方服一剂，自感全身轻松。三剂服完，患处红赤结肿疼痛，已愈大半。为了除恶务尽，嘱其原方继服三剂。服药已，患者告知，一切恢复正常。

此方为傅青主先生治疗乳痈之经验方。四十多年来，凡遇乳痈初发，随症加减，投之无不应手取效，现已成为临床治疗乳痈之效验方。

阴伤作泻

 病症 于某某，女，65 岁，住许道，2010 年 1 月诊。腹泻月余，在当地经中西医多方治疗无效，请余诊治。

刻诊

见患者形体消瘦，精神怯弱。烦热口燥，腹痛肠鸣，痛一阵即泻。大便如黄糜带沫，气味秽臭，泻下急迫，日四五次。小便色黄，舌红剥，脉细数，此阴虚热泻。法当滋养脾阴，酸苦泄热。方予连梅汤加味。

乌梅 12 克	川黄连 6 克	麦冬 9 克	生地黄 12 克
阿胶 6 克（烊）	山药 18 克	扁豆 9 克	甘草 6 克
枳壳 6 克	（五剂，水煎服）		

上方连服五剂，大便正常。

产后阴虚作泻

胡某某，女，28岁，住汉积村，1995年8月15日诊。产后月余，腹泻肠鸣不止，医用磺胺嘧啶、氯霉素输液等数日妄效，即求余诊。

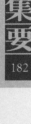

▌刻诊 ▶　　　　　　　　　　　　　　　　　　　　　　　》》

患者由于泄泻日久，又在产后致伤脾阴。证见脘腹胀闷，食纳呆钝，纯泻黄褐色稀水，日下十余次。烦躁口渴，频欲饮水，愈饮愈泻。舌红、无苔、脉细数。此阴虚之体，为燥热所伤，治不得法而有虚虚之失，当滋阴清燥。予张锡纯之滋阴清燥汤加味。

山药 30 克	滑石 18 克	白芍 12 克	
甘草 3 克	乌梅 9 克	陈皮 6 克	（三剂，水煎服）

服三剂腹泻即止，诸证均除，再以调养而安。

▌　　　　　　　　　　　　　　　　　　　　　　　　　按

以上两则病例，均系燥热阴虚作泻。不同之处，一患系老年，素来阴虚之质，加之泄泻两月余，医者屡进淡渗燥脾之属，而致阴愈伤而燥热愈炽；一患在产后，产后阴津本虚，月余腹泻，更致阴伤。故二例均属阴伤燥热作泻。若徒清其燥热，则滑泻愈甚。补其滑泻，其燥热更甚。只有滋阴与清燥热并施，才是正本清源之图。用山药滋阴退热以止滑泻，滑石清燥热而利水，芍药、甘草酸甘化阴，滋阴血而利其小便，和中宫而燮理阴阳，共为滋阴清热之妙品。乌梅之酸收生津止泻，黄连之苦寒清热厚肠以止泻，更有生地黄、麦冬、阿胶养阴滋燥之品，随症选用。使壮火不炽，阴伤自复，因而取效迅速。

胎黄治验之一

 病症　　　冯某某，40天女婴，住城内，2009年10月10日诊。小儿受母体湿热熏蒸，郁于肝胆，胆汁输泄不循常道，浸渍肌肤，溢于面目，因而使面目肌肤发黄。由于小儿稚幼，反应微弱，加上室内光线偏暗，未被家人察觉，故于四十余日方才邀余诊治。

▌刻诊▌

见小儿面目肌肤发黄如橘色，不时呕恶。小便黄赤如栀子汁，大便黄白色，按之腹胀满。舌红、苔黄厚，指纹青紫，症属湿热胎黄。治当疏肝利胆，清热利湿退黄。方拟大柴胡汤合茵陈蒿汤化裁：

柴胡 5 克	黄芩 3 克	半夏 3 克	赤芍 3 克
大黄 3 克	枳实 3 克	栀子 3 克	茵陈 5 克
郁金 3 克	生姜 3 克

上方连服三剂，胎黄褪去，诸症消失，恢复健康。

胎黄治验之二

病症 　　2021年4月9日10时许，诊室急匆匆走进来一对中年夫妇，抱着一个裹得严严实实的婴儿，对我说孙儿足月顺产，今天整三十天，产后数天发现全身皮肤、面目发黄，脘腹胀满。即就诊于当地医院，诊为新生儿黄疸。按常规治疗数日，未见好转。继转渭南医院治疗数日，证情亦未改善，遂转省儿童医院。经主治医师检查后，主张手术治疗，其母欲从其处治。祖母听说手术，坚决拒绝，当时婆媳意见分歧严重，争执不下。婆婆强行抱着孙儿离开医院直奔县城，浼余为其孙诊治。

刻诊　　　　　　　　　　　　　　　　　　　　　　　　》

　　见医院肝功检验单：总胆红素50.03，直接胆红素24.9，间接胆红素25.4。揭开行装，袒露患儿全身，见其面目及全身皮肤发黄。脘腹胀满，哭啼不安，时或呕吐，大便黏腻，小便短赤，舌质红、苔白腻。此证多因母体素蕴湿热之毒，遗于小儿，由于小儿形气未充，脏腑娇嫩，脾运不健，不能输泄湿热胎毒，遂熏蒸肝胆，胆汁溢于外，形成胎黄。证属湿热俱盛，法当清热解毒，利湿除秽。方拟加味茵陈四苓散：

茵陈 5 克	白术 3 克	茯苓 3 克	猪苓 3 克
泽泻 5 克	郁金 3 克	栀子 3 克	滑石 4 克

水煎，分多次少量频服。

二诊（4月12日）

　　服上方二剂，证情大有改善。皮肤、面目黄疸褪去大半，神情安然。很少啼哭，不再呕吐。但脘腹仍胀满，大便较黏，小便深黄，舌苔白厚。此为肝胆浊热之毒渐解，脾胃为湿邪所困。湿邪不化，清阳之气不得升发，运化减弱，气机阻滞，故脘腹胀满。湿遏热伏，身目黄疸尚未全褪。治当上下分消，利湿化浊。方予茵陈胃苓汤加减：

茵陈 5 克	苍术 3 克	厚朴 3 克	陈皮 2 克
猪苓 3 克	泽泻 5 克	茯苓 3 克	滑石 4 克
麦芽 3 克	甘草 2 克		

三诊（4月16日）

　　服上方二剂，黄疸全褪去，神情安然。食纳有增，脘腹不再胀满。大便正常，小便淡黄，舌苔白，基本痊愈。继予上方二剂以善其后。两个月后遇其家人，言说小儿发育正常，未有不适。

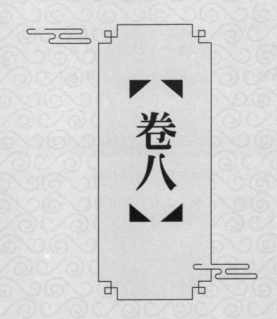

卷八

癃　闭

病症

　　任某某，男，60岁，住北池，2013年1月20日诊。旧患前列腺肥大，时或小便频数，涩痛不利。自购药或经医生治疗，证即缓解。前四五日，夜间突然癃闭，欲尿不得，小便拘憋，以致通身大汗淋漓，时有虚脱之虞。随即连夜送往西安某医院，经检查确诊为前列腺肥大。行导尿术，针药并施，证情缓解即出院，但小便仍频数涩痛不畅，故而求余诊治。

刻诊

　　见患者面色晦滞，口渴舌红少津，腰部困拘，下肢有冷感。忆及《金匮要略》有"小便不利者，有水气，其人苦渴，瓜蒌瞿麦丸主之"。此下寒上燥，小便不利。因肾主水而司气化，肾之气化失司，气不化津而水停，蓄于膀胱则小便不利，水津不能上承而口渴。诚如清尤怡所云"上浮之炎非滋不熄，下积之阴非暖不消"。因之治疗此证，当以温阳化气、滋燥利水为大法。此证虽非水气，但病机与瓜蒌瞿麦汤证相符。故而，处原方二剂：

瓜蒌根 12 克　　　山药 12 克　　　茯苓 9 克　　　瞿麦 9 克

附子 6 克

二诊（1月23日）

　　服药已，证情明显减轻，小便畅通，无涩痛之感，效不更方，继服三剂。

证情稳定，小便无不适感。考虑到患者前列腺本身肥大，中医认为久病必瘀，加之患者长期面色晦滞不华，舌底静脉紫暗，膀胱蓄瘀在所难免。因此继予上方，再加刘寄奴12克，三棱9克，莪术9克，活血消瘀。

连服上方六剂，证情稳定，小便无不适感，停药观察。数月来再未发生小便不畅现象，说明中医治病重在辨证论治，不可受西医病名之羁绊。

前列腺肥大

病症

杨某某，男，65岁，住大杨，2010年11月4日诊。半年来，小便频数不利。解小便后，小腹坠胀，每有欲解不尽之感。经医院检查，确诊为前列腺肥大。诸治鲜效，颇以为苦，浼余诊治。

查舌暗红、苔黄腻、脉沉濡数，余均正常。忆《金匮要略》有云："妊娠小便难，饮食如故，当归贝母苦参丸主之。"此虽治妊娠小便难，然后附"男子加滑石半两"，可见非独用于妊娠。因此证除小便频数艰涩、余沥不尽、小腹坠胀外，一切正常。观其脉证，知年逾花甲，身体已趋衰老，阴血偏虚，气郁化燥，膀胱热郁，故使小便艰难，与西医所谓的前列腺疾病症状相类似。治当养血清热，散结利窍。遂以当归贝母苦参丸加味：

当归 12 克　　浙贝母 12 克　　苦参 12 克　　淫羊藿 12 克

滑石 18 克

上方先进三剂，小便艰涩、小腹下坠、余沥不尽之感减轻大半。更进三剂，竟告痊愈。

━━━━━━━━━━━━━━━━━━━━━━━━━━━━━━━━━━━━ ●按

当归贝母苦参丸，虽主治妇人"妊娠小便难"，但原文提到"男子加滑石半两"，可见本方亦治男子小便不利。方中贝母解郁散结兼清水液之上源，故《神农本草经》言其主淋沥邪气；苦参苦寒，《神农本草经》云其"苦寒无毒，治溺有余沥"；当归辛甘温润，活血润燥，通利经脉，三药合用补中有攻，清中有润，散而通利。故对小便不利之淋秘颇有良效。在此方基础上再加滑石通窍利水，淫羊藿气寒味辛，具水天之气，环转运行，引阳入阴，启阴交阳，通利血脉，解除挛急，俾三焦之气化正常，则诸证自解。

竹叶石膏汤治淋秘

 病症

　　李某某，男，67 岁，住县城北关，1991 年 10 月 28 日诊。患者两天前自感小便短涩，经医嘱用呋喃妥因、诺氟沙星等药服之无效，又投木通、泽泻、车前子等，小便短涩非但不减，反成淋秘之势。小便急满不通，欲便不能，滴沥而下，痛引腰腹。晚间不能安睡，频频登厕，无有宁时，痛苦难耐，求诊于余。

见其人形瘦气怯，心烦口渴。舌红、苔黄、脉细数。辨证属气阴两伤，热灼肺胃，以致肺燥不能生水，州都气化不及。急宜清降肺胃，不可徒用淡渗，欲用生脉散，似感清热之力不足，或用清肺饮，又虑苦燥淡渗。两难之际，忽忆《伤寒论》竹叶石膏汤是为气阴两伤、热扰肺胃、气逆欲吐而设，恰与此证病机暗合。遂书：

沙参 15 克　　　麦冬 10 克　　　竹叶 6 克　　　　石膏 15 克

半夏 6 克　　　　炙甘草 6 克　　　粳米 30 克

一服小便即通，复加调理而安。

竹叶石膏汤证，似与此证无涉，然仔细推敲文中所言"伤寒解后，虚羸少气，气逆欲吐，竹叶石膏汤主之"，实指肺胃之气津因病热而受伤。古人云"膀胱藏尿，气化则出，而主气化者肺也"，肺阴津亏，不能通调水道，下输膀胱，是绝小便之源，无阴则阳无以化。又肺随胃降，此时胃因受邪热必失和降之常，单治其肺恐亦难通，必肺胃兼顾，待胃气和降，肺气自然宣降。正如清代医家黄元御所谓"胃降则心肺亦降，故金火不滞"。此方恰巧具备了滋养肺胃而清降余热的特点，故用于此证颇为合拍，俾邪热得清，化源得滋，津液充足，上窍清则下窍利，无须利尿，而淋秘自通。

阴虚兼水热互结案

 病症　　毕某某，女，46 岁，住罕井，2005 年 2 月 28 日初诊。春节前患小便带血，咳嗽咯痰，烦躁不得眠。分别经省、市多位中西医大夫治疗两月余，效果不理想，经人介绍前来寻余诊治。

▌刻诊▐ 》

查得舌红、少苔、脉细数，脉症合参，与阴虚兼水热互结之猪苓汤证颇合。考《伤寒论》有云："少阴病，下利六七日，咳而呕渴，心烦不得眠，猪苓汤主之。"遂处方：

| 猪苓 9 克 | 茯苓 9 克 | 泽泻 9 克 | 滑石 18 克 |
| 阿胶 6 克（烊化） | 桔梗 6 克 | 前胡 9 克 | 浙贝母 6 克 |

服二剂，小便清利，未发现带血。咳嗽咯痰亦愈大半，并安然入睡，脉舌无多变化，予猪苓汤原方二剂：

| 猪苓 9 克 | 云苓 9 克 | 泽泻 9 克 | 滑石 18 克 |
| 阿胶 6 克（烊化） | | | |

服后诸证若失。

 ▌▌ ────────────────────────────────➤ 按

猪苓汤原出《伤寒论》。凡三条，其中两条均在阳明篇，一条属阴虚有热，小便不利，予猪苓汤育阴清热利水；一条由于汗出多而渴，属津液已伤，内无停饮，不可予猪苓汤。唯少阴篇之猪苓汤证与本证合拍。由于水热互结在里，水渗大肠则利，犯肺则咳，犯胃则呕，津不化则渴。阴虚阳亢，则心烦不得眠。猪苓汤滋阴养液通利小便，凡咳渴阴伤、水道不利者用之多验。因咳嗽咯痰，故与原方加桔梗、前胡、浙贝母，清肺化痰。肺为水之上源，源清流自畅，比单用此方奏效更捷。随后投原方以资巩固，两月顽疾，竟获蠲除。

阴虚肿胀

 病症 石某某，男，79岁，住北关，2014年4月5日诊。春节前由于肿胀、喘急住院治疗周余，肿胀消减，喘急平稳后，患者即出院，找中医调理而安。昨日起，肿胀复作，由女儿扶持前来诊治。

刻诊 »

见其面色黧黑，通身肿胀，口唇发紫，喘急咳频，两腿红肿，按之窅而不起。询得小便不利，不时咯吐浊痰涎沫，动则喘甚。上气不接下气，日常生活几乎不能自理。舌光红无苔，脉虚数，此属肺肾阴虚。因渗利太过，以致重伤其脾肾之阴。真阴亏则精不能化气，阳无以化生，故关门不利。因之影响州都气化，水液漫溢发为水肿。

清柯韵伯云："精者癸水，阴也，静而不走为肾之体；溺者属壬水，阳也，动而不居，为肾之用，是以肾主五液。若阴水不守，则真水不足，阳水不流，则邪水泛行。"此之谓也。治宜甘寒滋润以滋肺之化源，使津液充足，上窍得通，下窍自利，处方：

百合 30 克	沙参 15 克	天冬 15 克	元参 15 克
生地黄 15 克	白芍 15 克	麦冬 15 克	茯苓 9 克
泽泻 9 克			

■ 二诊（4月8日）　》》

连服上方两剂，肿胀已消其半，喘促较平，气息平缓，咳痰减少，药已中的。毕竟肿胀已反复多次，屡用利尿消肿之药，不仅阴津损伤，势必阳气亦伤。今舌红变淡，脉虚弱，甘寒之品只可暂用，不得过之。故改方用麦味地黄汤，滋肾润肺，又加肉桂温阳化气：

生地黄 12 克	熟地黄 12 克	山茱萸 12 克	山药 12 克
牡丹皮 9 克	茯苓 9 克	泽泻 9 克	肉桂 3 克
麦冬 9 克	五味子 6 克		

■ 三诊（4月11日）　》》

连服三剂，肿消喘平，但仍精神委顿，食少纳呆。视舌淡红、苔灰腻、脉沉缓弱，证属脾肾阳虚。补肾健脾，温阳化水，实为的对。方予参芪地黄汤加味：

黄芪 18 克	党参 12 克	苍术 9 克	熟地黄 24 克
山药 12 克	山茱萸 12 克	牡丹皮 9 克	茯苓 9 克
泽泻 9 克	肉桂 3 克	附子 9 克	砂仁 3 克

服上方三剂，精神转佳，食纳略增，灰腻苔变薄，脉沉缓，药已中病。继续服用上方十余剂，渐趋康复。

按

水为阴邪，聚水为病，与人体阴阳偏虚亦皆相关，故水肿病虽以阳虚不能化气，脾虚不能制水为多见，但阴虚有热而病水亦属常见。王与贤医师认为："如果肺津亏耗，不仅可使宣降之功失常，更致肺虚气化无权。津液气化失常，则水道失调，不能下输膀胱，而漫溢肌肤，发为水肿。"故用滋肺化源之法，以相反之性，达相成之因。使津液得充，肺气宣降，诸脏布散有权，不治水而水自消。此例用之颇验，但应及时掌握其阴阳消长转化之机，及早发现阴损及阳之端倪，随机应变，尽早加入温阳化气之品，鼓舞肾气上腾，滋其化源，纳气归肾，化气行水。由于药证相应，很快肿消喘平。后来诊得脾肾阳虚，终以温补脾肾而收功。

脾虚肿胀

 病症

郝某某，女，63 岁，住白水中学附近，2013 年 3 月 25 日初诊。腹胀腿肿已罹半年之久，曾在省城及本地多所医院诊治。有认为属心衰所致，有认为系肝胃病变。强心调和肝胃时或见效，停药又反复，以致迁延至今，缠绵难愈。经人介绍，浼余诊治。

刻诊

见患者面色晦滞，腹胀挺胸，气拘不利，按之坚满不减，两腿红肿，压之窅而不起。询得小便短少、不思饮水，舌淡苔白厚、脉沉缓。此乃中阳失运、气阻水停、寒湿浸渍而成是症。治宜温运脾阳、燥湿利水。方予香砂胃苓汤以观动静：

木香 6 克　　　砂仁 4.5 克　　　苍术 9 克　　　厚朴 12 克

陈皮 9 克　　　白术 9 克　　　茯苓 9 克　　　猪苓 9 克

桂枝 6 克　　　　　泽泻 15 克　　　生姜 9 克　　　　　（三剂，水煎服）

◢ 二诊（3 月 29 日）◢　　　　　　　　　　　　　　　　　　　》》

上方连服三剂，小便增多、腹胀减轻、腿肿见消。唯纳食不多，睡眠较差，大便仍溏。足见脾阳已呈转运之机，水湿已有疏通之兆，应继续温阳利水、健脾助运。方拟砂半理中汤合五苓散化裁：

党参 9 克　　　　　白术 9 克　　　　茯苓 12 克　　　干姜 9 克

猪苓 9 克　　　　　桂枝 6 克　　　　泽泻 15 克　　　半夏 9 克

附子 9 克（先煎）　木香 6 克　　　　砂仁 6 克　　　　炙甘草 6 克

（三剂，水煎服）

◢ 三诊（4 月 1 日）◢　　　　　　　　　　　　　　　　　　　》》

连服上方三剂，腿肿消失，腹胀消减大半，只是下午微胀，说明中阳已复，阳和渐布，脾气转运，气机不复阻滞，水随气转，肿胀自消。舌淡苔白、脉缓弱，继予砂半理中汤加味以善其后。

党参 9 克　　　　　白术 9 克　　　　干姜 9 克　　　　茯苓 9 克

半夏 9 克　　　　　陈皮 9 克　　　　砂仁 6 克　　　　木香 6 克

炙甘草 6 克　　　　（三剂，水煎服）

连服上方三剂，中阳来复，脾气健运，气化复常，半年沉疴终告痊愈。

血瘀水肿

病症

李某某，女，80岁，住人民路，2016年1月16日诊。全身肿胀已有半年之久，经中西医多方医治，效果都不理想，而邀余诊视。

刻诊

见患者面色晦滞，口唇紫绀，胸闷胁腹胀满，两乳头疼痛，外观无异。面目及周身肿胀，下肢尤甚，按之凹陷。小便不利，食纳减少，舌暗红、苔白，底部脉络瘀紫，脉沉弦。此老一向精明强干，近来可能由于心绪不平，失于条达，郁遏心胸，是以胸胁胀满，乳头疼痛。

辨证当属肝郁气滞无疑，气滞则水停，唇舌紫暗、脉沉弦乃血瘀之明证。之所以水肿久治不消是因为忽略了"血不利则病水"的病因病机。鉴于此，法当疏肝调气，活血利水，方用逍遥散、桂枝茯苓丸和防己黄芪汤复合化裁：

柴胡9克	白术9克	茯苓18克	当归9克
白芍9克	桂枝9克	桃仁9克	牡丹皮9克
泽泻9克	黄芪18克	防己12克	生姜9克

上方服三剂，全身即感舒适，如释重负，胸胁胀满、乳头疼痛明显减轻。小便较前通利，肿胀消减，食纳略增，药已中彀，毋庸更张。宗上方略事增损，继续服用至2月5日，胸胁胀满、乳头疼痛消除，小便通利，肿胀全消，食纳健旺，精神日增，恢复健康。

下肢肿胀治验

病症　田某某，男，60岁，住新华学校附近，2008年3月1日初诊。两腿肿胀已有半年，初未介意，听说此为职业病。下午肿甚，卧则渐消，亦不影响工作。自购药，服后亦不见效，求诊于余。

刻诊 »

见患者精神欠佳，面色晦滞，两小腿浮肿，按之凹陷不起，皮色不泽，下肢偏凉。舌淡苔白，小便不利，色清白，脉缓弱。一派阳虚水停、气化失司之候，当以温阳利水为急务。予真武汤合防己黄芪汤、桂枝茯苓丸化裁：

黄芪30克	白术9克	茯苓15克	附子9克
白芍9克	防己12克	桂枝9克	桃仁9克
生姜9克			

二诊（3月4日） »

服上方三剂，阳气来复，气化得复，小便畅利，腿肿立消。为巩固疗效，予桂附理中汤加减以善其后：

党参9克	白术9克	茯苓9克	干姜9克
桂枝9克	附子9克	炙甘草6克	

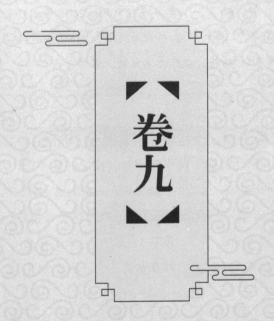

卷九

人中除脊膂之强痛

"人中除脊膂之强痛"原载于《通玄指要赋》，阐述针刺人中穴能够消除脊膂之强直与疼痛。初读此赋文，并未引起重视，只认为人中是常用于一切不省人事的急救穴。后读《邓铁涛临床经验辑要》，记述了邓老的一位博士研究生行将参加毕业论文答辩时，不幸扭伤了腰，又在空调较冷的环境下开会约三小时，致腰痛甚。经按摩后不效，又换封闭加按摩治疗，痛如故。更三医而腰痛更甚，卧床不起，翻身都困难，更要命的是腰肌间歇掣痛，其痛如割，行动需人搀扶加拄拐棍。无奈将答辩推迟六天，但这样的病情五天岂能治得好？若五天后不能参加答辩，只能延期毕业。其十分焦急，于是想到请针灸学科靳瑞教授诊治。

靳教授选针人中穴。进针后用泻法，令患者伸动双腿并逐步加大腰腹转动幅度，本来不易伸直的腿伸直了，腰部掣痛减轻了。出针后患者已能缓慢翻身起床，在室内扶杖缓行。第二天靳教授令患者扶门站立刺右侧委中穴放血，然后让其提腿转腰数分钟，卧于床上，针左侧阳陵泉穴。前后三天，仅针三穴，于第四日已能下楼行走。随后，患者按原定日期完成了用时一个上午的论文答辩。患者之妻是西医，感慨地说："中医简直太神奇了！"

从此，余对人中穴治疗腰脊强痛有了更深刻的认识。每遇腰脊强痛病人，即先考虑予针刺人中穴。下针后患者很快就能感觉到腰脊轻快，俯仰较前自如，有立竿见影之效。难怪古人命题为《通玄指要赋》，它所介绍的是临床经验结晶，具有通达玄奇奥妙之神效。人中乃督脉的重要穴位。督脉循脊里，上行入脑并从脊里分出属肾，与脑、脊髓和肾关系密切。其脉多次与手足三阳经及阳维脉交会，故能总督一身之阳经。《素问·骨空论》有"督脉为病脊强反折"之论述，因此"人中除脊膂之强痛"是毋庸置疑的，可见古人不我欺也。

小议疏表达邪之妙用

《黄帝内经》云："邪风之至，疾如风雨，故善治者治皮毛……"通过多年的学习和临床实践，我深刻体会到这段经文有三种含义。一是在疾病轻浅的时候就要积极恰当地治疗，事先控制住疾病的发展和变化。一是根据病邪在表有外趋之势，发表散邪之药能鼓邪外出，因而在所必投。一是将表散之药杂于当用方中，使内外之邪分化瓦解，避免表邪不解化热传里，或正气为邪所扰久久难以恢复。前两种解表透邪的方法比较直观，自然不必分说，而后一种却比较令人费解。其原因主要是主证比较突出，外邪被主证所掩盖，或为医者所疏忽。比如痢疾初起就会出现发热恶寒、身痛、腹痛、便脓血等症。此时医者只顾治痢，或纯用寒凉，使表邪冰伏内陷，里热邪毒不得发越，纠结于中为祸更烈。因此喻嘉言创逆流挽舟之法，谓："治痢用汗法，陷者举之，引邪外出。"又内伤虚损由于正气内陷，"至虚之处，便是容邪之处"，倘或潜留不解，内伤终难望愈。所以辨证首先要考虑到外邪的有无轻重。在扶正的基础上同时伍以表散之药，邪去正气自然就容易恢复。李东垣所制补中益气汤，方中升麻、柴胡就是升阳表散药。还有疮疡初起，症似外感。《金匮要略》所谓："诸脉浮数，应当发热，而反洒淅恶寒，若有痛处，当发其痈。"亦必于当用方中杂以表散之药，既能疏散外邪，又能促使肌肤间毒热从外透解。仙方活命饮中之白芷、防风就是为此而设。不论逆流挽舟法、扶正祛邪法还是仙方活命饮等方法中，都不同程度地采用了疏表达邪之药，其目的都是先撤表邪，使之不得发展传变。且表气疏通，里气自然畅达，这样既能缩短治疗时间，又能提高疗效。正如张景岳所谓"由于治于未形，所以用功少而成功多"。有鉴于此，在临床上辨治疾病，必须重视外邪之有无，即便是轻微外邪，也不得轻易放过。同时要重视表散药的选用，必须不失时机，恰到好处。务使邪去正安，不至闭门留寇，或过用戕伤正气。笔者在临床上运用此法每每奏效，今举案例数则，以资印证。

例一：王某，男，32岁，住本城，1988年8月22日就诊。前两天因发热腹痛、便脓血，服用小檗碱、呋喃唑酮以及归芍香连丸等，仍发高热，体温39.5℃，恶寒。身痛肢楚，脓血杂下，里急后重，脘腹痞满，呕恶不食。

刻诊

舌红苔白，脉浮滑数，知邪犹在表。予活人败毒散合小柴胡汤加减：

柴胡6克	前胡6克	羌活6克	独活6克
枳壳6克	川芎5克	茯苓6克	半夏6克
黄芩6克	甘草3克	生姜6克	大枣3个

服一剂而热退，身亦不痛。下痢由七八次减为三次，表邪既退，专事治痢。再予芍药汤二剂而平复。证之临床，足见喻氏逆流挽舟之法确属经验之谈。

例二：杨某，男，58岁，住西巷，1988年1月20日邀余诊治。患者素禀虚弱，两月前外感，治疗后外感基本解除。唯身体孱弱长时间未复原，稍有不慎，极易复致外感，如此缠绵两月有余。中西医多方调治，仍面黄肌瘦，精神萎靡不振。脘腹痞满，时或恶心，食纳锐减，每顿只吃半两许。行动气怯，一派虚损之候，近日来几乎不能下床。诊其脉缓弱弦、舌淡、苔白，按现状辨证，当属脾肺气虚无疑，再结合脉论，应是邪阻少阳、肝脾不和之证。治当和解少阳，调理脾胃。

遂予柴平汤加减：

柴胡 12 克	党参 5 克	半夏 5 克	黄芩 5 克
苍术 3 克	紫苏 5 克	陈皮 3 克	炙甘草 3 克
生姜 5 克	大枣 2 个		

服两剂后，全身略感轻松。脘腹痞满减轻，有点食欲。诊脉虚弱，知在表之邪尽解，理应调补脾胃。予资生汤小剂量缓服，十数日，食纳渐增，体力日益恢复。说明外邪不解，徒补无益。

例三：田某，男，8岁，住李家卓，1987年8月6日就诊。前两日发烧，继之两耳下肿胀，经当地医生诊为腮腺炎。用板蓝根注射液并清热解毒中药两剂，仍然高热39.3℃，微恶风寒。两腮肿胀疼痛益剧，咀嚼障碍，纳差，舌苔薄白、微黄、脉浮数。证属温毒初客少阳、阳明之络，邪犹在表，尚未入里化热。过早地徒用寒凉，冰伏其邪毒不得从外透解，邪正交争，高热不退。

今之计，只有首先发表散邪，兼以清热解毒散结，才能使邪毒离散无所统，而迅即悉溃。思《温病条辨》普济消毒饮去升麻柴胡黄芩黄连方甚为合拍。方中荆芥、薄荷、牛蒡子、僵蚕疏散风邪，余皆清热解毒散结之品。遂书：

荆芥 6 克	薄荷 3 克	僵蚕 4.5 克	牛蒡子 6 克
元参 6 克	板蓝根 6 克	桔梗 4.5 克	连翘 6 克
金银花 6 克	芦根 6 克	甘草 3 克	

服一剂即热退，再服二剂而肿痛俱消，可见吴氏的经验是来自于实践的。之后凡遇腮腺炎患者，在该用方中伍以疏风解表之品，均能达到预期效果。

桃花药用记录

沈仲圭先生曰："桃花入药始于本经，近世医工罕有用之，按本品能兴奋肠壁神经，亢进肠部蠕动而促宿粪下降，与大黄、芦荟同为泻下药。证诸《本草》言桃花除水气，消肿满利大小肠，考之方书，用于大便艰难，产后秘塞，痰饮宿水，脚气肿满等证，故桃花者实一种良好之天然泻药也。当农历三月采白桃花（入药以白色为上），阴干研末，每服 1~2.5 克，体虚者以薄粥调服。"

余曾诊治一老妪，问诊中询得因脘腹膜胀久治不消。自以为是宿食停滞，用干桃花三指一小撮，开水一茶盅，浸渍约五分钟，滤取清汁顿服。半小时许腹中鸣动随之泻下，连续五六次而自止。可见桃花泻下作用之迅捷，并谓水煎服其力尤峻，此属她与乡邻们的共同经验。若能如法服用，其泻下作用安全、效速，为广其用，因此记录，用作参考。

浅议辨证论治

辨证论治就是临证中，把四诊所收集的材料经过思考、分析、归纳，找出其本质和规律，给以恰如其分的治疗。这是每个中医必须具备的基本功夫。历代名医无不对此有极高的造诣，并且不断发扬光大。我们要学习、传承祖国医学，就必须要掌握辨证论治，用其指导临床实践，切实提高医疗水平，这个题目概括性太大，这里只能浅议。

首先谈"辨证"两个字："辨"，《说文解字》释云：判也。《广韵》释云：别也。两种解释合起来就是判断、区别之义。下来就是"证"字，繁体字应该写"證"，形符为言，声符为登。先来释形符"言"字，《说文解字》释云："直言为言。"什么叫直言？心之所想，口直言之。口是心非绝非直言。又扬雄《法言》云："言为心声。"意即我们每个人的内在思想、内心活动，只有通过语言表述，才能令人所知。声符"登"字，《说文解字》的原意是指蹬车这个动作，过去的车子都很高，要踩着台阶才能登上去。所以后来登就引申为登高之义，登高的目的是拓宽眼界，见多识广，即"欲穷千里目，更上一层楼"。"證"字的形声含义已经清楚，说明"证"能把隐藏的秘密和深邃广远的东西暴露出来，使之尽收眼底，使那些神秘捉摸不定的东西表现得清清楚楚、明明白白，这就是"证"的含义。我们把"证"字加以分析判断，就是"辨"的过程，是非曲直即可彰显无存，尽属辨证的结果。正因为此，辨证成为临床不可或缺的法宝，用它就能够掌握每种病的阴阳、表里、虚实、寒热，继而根据辨证结果制定治疗方法。然后遵循《内经》：热者寒之，寒者热之，虚者补之，实者泻之，劳者温之，损者益之，结者散之，留者攻之，务使去其所本无，复其所故有，这就是辨证论治的目的。

天人相应的观念——辨证论治

中医学认为，人之生命本身是自然界演化过程中的自然产物，是由脏腑经络互相络属，气血相互贯通，并通过经络系统把五体、五官、九窍、四肢百骸等组织联系在一起，使各脏腑组织器官之间保持着极为复杂而又密切的联系，形成一个有机整体。同时亦凭借自然界提供的阳光、空气、水分、食物等维持正常生命活动。但又必须对自然界四时的天气变化、日月运行随时做出适应性反应，构成天人相应的整体观念。如《内经》所谓："人以天地之气生，四时之法成。"亦即《灵枢·岁露》所云："人与天地相参，与日月相应也。"

由于人与自然界是一个整体，一刻也不能脱离自然界而单独存在。正常情况下，肝主疏泄，为风木之脏，与春气相应；心主神明，其脏属火，与夏气相应；肺主气，合皮荣毛，其脏属金，与秋气相应；脾主运化，为湿土之脏，与长夏相应；肾主封藏，为寒水之脏，与冬气相应。如《伤寒论·序》云："天布五行，以运万类，人禀五常，以有五脏。"说明人体五脏的生理活动与四时阴阳五行的变化具有相应的节律性。如果违背了这个规律，人体固有的生理节律就会遭到干扰或破坏，适应能力和抗病能力便会相应降低。即或不因感受外邪而致病，也会导致生理功能失调而发生病变。如《素问·四气调神大论》指出："逆春气则少阳不生，肝气内变；逆夏气则太阳不长，心气内洞；逆秋气则太阴不收，肺气焦满；逆冬气则少阴不藏，肾气独沉。"更明确提出"夫四时阴阳者，万物之根本也，所以圣人春夏养阳，秋冬养阴，以从其根。故与万物沉浮于生长之门，逆其根则伐其本，坏其真矣。故阴阳四时者，万物之终始也，死生之本也，逆之则灾害生，从之则苛疾不起，是谓得道……从阴阳则生，逆之则死，从之则治，逆之则乱，反顺为逆，是谓内格（内格即阴不交阳，阳不交阴，上下表里不通）。"认为四时阴阳的变化是万物生长的根本，其中"春夏养阳，秋冬养阴"的养生法则，目的在于以人体阴阳互为生长的连续性适应四时阴阳变化，与外在环境保持平衡协调。根据这个原理，在临床上结合时令季节、气候变化，进行辨证论治具有十分重要的意义。如《金匮要略》载："色白者亡血也，设微赤非时者死。"认为失血而面色反见微赤，又非气候炎热之时，当是血去阴伤，虚阳浮越，阴阳相格，上下不通之故，这是色不应时，与时相反，所以是病情危重的表现，脉诊也是这样。《素问·真藏论》云："脉从四时，谓之可治，脉逆四时，为不可治。"结合四时阴阳变化进行病机分析，了解机体与外在环境的协调统一情况，在诊断上具有特别重要的意义。故《内经》强调"必先岁气，无伐天和"

与"审察病机，无失气宜"，说明掌握六气运动变化与发病的关系是探讨病机的一个重要环节，经文明确指出"夫百病皆生于风寒暑湿燥火，以之化之变也"。《金匮要略》也说："夫人禀五常，因风气而生长，风气虽能生万物，亦能害万物，如水能载舟，亦能覆舟。"都非常强调气候变化对人体生理病理的巨大影响。这是临床辨证首先要注意的问题。如高士宗说："一岁之气各有所宜，变化为病，各有其机。故当审察病机，无失气宜。"名老中医蒲辅周在介绍治疗麻疹经验中说："1954年暑天，成都大雨连绵，街巷皆积水，老弱小孩，日夜坐在床上，数十天不敢下地。将近立秋，小孩发烧，麻疹皮下隐伏不透，宣透无功。诸同道为之苦闷，我亦苦闷，昼夜深思，如何解此疾苦。默思二三日夜，恍然有悟。暑季多雨，热从湿化，按湿温法，通阳利湿，俾湿化热越，疹毒豁然而出，热退神清而愈。我用之获效，急告知诸同道，试用皆称满意。"（《蒲辅周医疗经验》）治疗麻疹必须使疹毒外透，方可避免危重并发症产生，这是治疗上的一个关键问题。蒲老结合时气和实际气候变化，撇开常法，直接用治湿温的通阳利湿法透疹，使患儿得救，说明"必先岁气，无伐天和"与"审察病机，无失气宜"的重要性。难怪《素问·六节藏象论》有"不知年之所加，气之盛衰，虚实之所起，不可以为工矣"。这就告诫我们医者，必须掌握天人相应的学术思想，用来指导临床，则事半功倍。遗憾的是而今掌握的人太少，致使中医学发展缓慢，甚或有些人持怀疑态度，给中医学传承带来困惑。为了继承祖国医学遗产，替广大人民健康着想，期望我们中医界同仁积极行动起来，极力先讲继承，然后谋求发展。

阴阳是辨证论治的总纲

阴阳学说是中医学认识和阐释人体生命过程及疾病过程，并指导诊断治疗（辨证论治）的理论与说理工具。因此学习和研究中医学必须首先通晓阴阳学说，使之服务于临床。

《内经》认为阴阳是"天地之道"，有胜复，有消长，互相依存，互相转化。任何事物都具有不同的阴阳属性，并且彼此都有关联。阴中有阳，阳中有阴，所以阴阳是万物之本。正如《内经》所言"阴阳者，天地之道，万物之纲纪，变化之父母，生杀之本始，神明之府也，治病必求其本"。说明人体与自然界万物一样，也是阴阳对立的统一体，人体一切生理活动都建立在阴阳动态平衡的基础上。所谓"阴平阳秘，精神乃治，阴阳离决，精气乃绝"。在患病过程中，病邪所产生的破坏力，不属于阴，即属于阳。故《内经》有"阴盛则阳病，阳胜则阴病。阳胜则热，阴胜则寒，重寒则热，重热则寒"。"阴胜则阳病"是指寒胜伤阳之证，阴胜为寒属实，阳气衰微属虚，寒实宜祛，阳虚宜益，故当祛寒扶阳。"阳胜则阴病"是指热盛伤阴之证，阳胜为热属实，阴液耗伤属虚，实者当泻，虚者当补，故治宜清热养阴。"重寒则热，重热则寒"，是指阴阳偏胜偏衰，在一定条件下，向各自相反的方向转化的两类不同证候，即真寒假热，阴盛格阳。这在临证上颇有指导意义。

《伤寒论》的六经辨证，亦是以阴阳为纲，贯穿表里、寒热、虚实等内容的辨证体系，明确指出"病有发热恶寒者，发于阳也，无热恶寒者发于阴也"。《脉经》云"浮大滑动数此为阳也，沉涩弦微迟此名阴也"。其中三阳病多属表证、热证、实证，表证在外为阳，热证主进为阳，实证邪盛为阳，所谓阳道实，实者邪气盛也，正气有能力足以敌邪，故表现为阳证。施治的重点在于祛邪，或汗，或清，或下，或和解，因势利导，随证制宜，使其正胜邪却。三阴病多属里证、寒证、虚证，正衰为阴，所以谓阴道虚，虚者精气虚也，为正气衰弱抗病能力不强所致，故表现为阴证。虽反应不太强烈，但必须引起重视。例如《伤寒论》第61条"下之后，复发汗，昼日烦躁不得眠，夜而安静，不呕不渴，无表证，脉沉微，身无大热，干姜附子汤主之"。本证白昼虽见烦躁，但夜而安静不呕不渴，身无大热，证似非重，热亦非急。然而《伤寒论》却用干姜附子汤顿服，因为此属阳微阴躁，四逆之渐，不可轻视。至于三阴病的施治原则是扶正而不是祛邪，切记不可汗下。笔者1996年5月，曾治村民李某（男40岁），因晚上排队灌溉麦田，等候时久，加上白天劳累过度，疲倦不堪，身着单衣，席地而卧。不料醒来后，寒颤高烧，头身强硬疼痛。在当地打针服药，屡经发汗，二十余日病仍不愈。反而汗出不止，恶寒特甚。此时常人已着单衣，而他棉衣重裹，喜居密室。躺卧床上，覆以厚被，还得打开电热毯。查其舌淡苔白、脉沉迟。此乃阳气随汗出而脱之故。诚如《伤寒论》第20条所述"太阳病发汗遂漏不止，其人恶风小便难，四肢微急，难以屈伸者，桂枝加附子汤主之"。证与此条颇合，遂予上方加味：桂枝9克，白芍9克，炙甘草6克，附子9克，黄芪18克，生姜9克，大枣4个。连服三剂而汗收，除去棉衣厚被，继续调理而安。

桂枝加附子汤不是随证加一味附子的问题，而是变调和营卫之剂为扶阳救逆之方。此为汗后变证，其人恶风为太阳中风之表邪仍在。汗漏不止为卫阳虚弱。小便难，四肢微急，难以屈伸为津液不足、筋脉失濡之故。按照阴阳理论来分析，人以阳气为本，"阳者卫外而为固也""失其所则折寿而不彰"。患者阳气之强弱，特别对于伤寒一类疾病（寒为阴邪伤人之阳）的预后是起着决定性作用的。本证由于卫阳不固而致汗漏不止，阳随汗泄，促使卫阳更加虚弱，足以导致亡阳虚脱之危险。临床上必须防微杜渐，防治亦应发于机先。

还有一种属于真热假寒，是体内阳热过盛，邪热郁遏不能外达于四肢，故手足厥冷，但据胸腹灼热、烦渴饮冷等证可辨为热厥。如《伤寒论》第350条云："伤寒脉滑而厥者，里有热，白虎汤主之。"此真热假寒之一例。

以上各种病都可以看作是阴阳失调的结果，所以在诊法上也以阴阳作为辨证纲领，用来分析、归纳病情变化及其所表现的证候。所谓"察色按脉，先别阴阳"。如果要达到治愈疾病的目的，还得"谨察阴阳所在而调之，以平为期"。清代名医郑钦安体悟到"医学一途，不难于用药，而难于识证，亦不难于识证，而难于识阴阳"，都在阐述阴阳在辨证论治中的重要作用。正如张景岳说："凡诊病施治，必须先审阴阳，乃为医道之纲领，阴阳无谬，治焉有差！医道虽繁，可以一言而蔽之者，曰阴阳而已。"

辨证首先应当辨病

辨证是建立在辨病基础上的，辨病是认识和解决每一种疾病的基本矛盾，而辨证论治则是认识和解决疾病过程的主要矛盾。只有在辨病的基础上进行辨证论治，才有全局观点，才能提纲挈领，执简驭繁，在短期内确诊无误。

有病始有证，辨证方能识证，识证而后论治。因此辨病与辨证是不可分割的统一体。辨病是粗线条，而辨证就要讲究细化。首先辨伤寒还是温病。伤寒伤于寒邪是其特征，故发表不远热，不避麻桂之辛温。"伤寒之邪，留恋在表，然后化热入里"。这又是一个特征，因为寒邪可以化热入里，但有一个过程。所以"外证未解，不可下矣，下之为逆"。若少阴病，脉沉便当急温，才不至于危证迭出，这更与伤寒病的特征有关。至于温病，则原为热邪，即有表证，只有用辛凉解表，而且化热最速，可及时应用苦寒直折，因为温邪容易伤人之阴，最怕伤津液。故叶天士说："或其人肾水素亏，病虽未及下焦，每多先事彷徨，此必验之于舌，如甘寒之中加以咸寒，务在先安未受邪之地。"意即温病有伤阴之特征，治疗需及时照顾津液，由此可见，伤寒温病，性质不同，治疗各异。

杂病的论治，在《金匮要略》中论述较为详尽。其中有中风、疟疾、血痹、虚劳、肺痿、肺痈、胸痹、寒疝、积聚、痰饮、消渴、水气、肠痈、蛔虫等病名，亦冠以"××病脉证并治"篇名。也是在识病的基础上辨证论治，可见自古就讲辨病。例如，中风病就有"邪在于络，肌肤不仁；邪在于经，即重不胜；邪在于腑，即不识人；邪入于脏，舌即难言，口吐涎"之别。疟疾病亦将其分为瘅疟（温疟）、牡疟、疟母三种，分别用白虎汤、蜀漆汤、鳖甲煎丸治之，皆有卓效。

又如"痰饮"是一种病，而不是一个证。凡肺有停痰，膈有留饮，肠胃有积水而表现寒象者，称为痰饮。辨明"痰饮病"，首先必须辨明体内有无停痰、留饮和积水存在，必须认识它是由于津液运化失常所致。又须辨明究竟是由于肺失通调，还是脾失运化，或肾失温煦。更要认识肺、脾、肾三者之间的相互联系。从肺与脾来说，脾是根本，因"肺为贮痰之器，脾为生痰之源"。从脾与肾的关系来说，肾又是根本，因肾阳为诸阳之本，又主水液，肾阳不足，故气化功能减退。阳衰寒盛，是痰饮病的特性。它的发展规律一般由肺及脾，由脾及肾。所以，治疗当辨其在肺在脾在肾，故外饮（病由外来、暂时性）当治脾，内饮（病从内生、陈久性）当治肾。故《金匮要略》阐明"病痰饮者，当以温药和之"为痰饮病的用药原则。从中医论述痰饮病的内容看，理法方药一气贯通，就构成了中医"病"的概念。可以认为中医的辨证要建立在辨病的基础上。每一种病都有一定的发展过程和规律，必须认识其发展过程，掌握其规律，辨证才有原则。因为阳衰阴盛是痰饮病的特性，所以当用温药和之。由脾及肾，又是痰饮病的发展规律，先治脾继则治肾。痰饮如此，其他可以类推。至于痰饮而见热象也不在少数，治饮宜温，治热宜清，小青龙汤加石膏最为合拍。水停心下用青龙，热在胃中故加石膏。辛温散水寒，酸苦安肺胃，寒凉清伏热。标本同治，温清并用。热多于饮者，用越婢加半夏汤；体虚者清热化饮中需顾其虚，木防己汤主之；体实者清热化饮中兼治其实，厚朴麻黄汤主之。同一热饮病人体质虚实各异，病之久暂有别。学者若能引类触发，则趣味无穷，得益匪浅矣。

再如水气病，《内经》提出了"平治于权衡"以及"洁净府""去菀陈莝"等基本治法。但要做到权衡轻重缓急，必须根据水肿的病因、病位、病性、病势等具体情况进行辨证论治。如湿在上宜微汗，在下宜渗泄，湿在上中下三焦者用分消。湿浊在里者，洁净府，风水脉浮者，开鬼门。肺脾不运者，消皮水（防己茯苓、五皮饮）；肾阳虚者用温通；脾阳虚者用建运，脾肾阳虚者用气化，中气陷者用升提，三焦壅滞者用消利，气虚兼寒者宜温补，血脉凝涩经髓者，宜搜逐（桃仁承气汤）；病后虚肿及产后而浮肿者，补元气。亦属同病异治之例。

又有异病同治的例子，以金匮肾气丸最能说明问题。《金匮要略》中用肾气丸者有五：一是中风后少腹不仁；二是治虚劳里急诸不足，少腹拘急，小便不利；三是痰饮短气有微饮，当从小便去者；四是治妇人烦热不得卧，但饮食如故之转胞不得溺者；五是饮一溲一之消渴病者，用肾气丸一种药主治。以上五种不同病证均愈，此即异病同治。

中医学理法方药一气贯通，非一方为一病而设，有是病用是药，正符合辨证论治的原则。所以肾气丸统治以上五证，是有其理论基础的。如尤怡对肾气丸释云："肾中有气，所以主气化，行津液，而润心肺也。此气既虚，则不能上至，气不至水亦不至，而心肺失其润矣。盖水液属阴，非气不至，气虽属阳，中实含水，水之与气，未尝相离也。而使上行心肺之分，故名肾气。"故凡病涉及水液而由肾气虚者，用肾气丸闭者能通，多者能约，积者能利，燥者能润，此一方可通治多病之理也。

综上所述，人生存于天地之间，气交之内，既有内因饮食劳倦之伤损，又有外感六淫邪气之侵凌，或遭六欲七情之蕴结。养生得法则体健而轻灵，调摄失宜，则身弱而致病。于是上古圣人始创医药，自神农尝百草，《内经》《难经》用针药治疗。辨证论治始见于《素问·至真要大论》，至仲景而发扬光大，使之具体化。由是观之，医贵博通古今，从中领悟其旨趣，始终"法于阴阳，和于术数"，教人"食饮有节，起居有常，不妄作劳"。遇病则"审察病机，无失气宜"。先辨病，继则深入细致地辨证，更重要的是以阴阳分判证情之属性。内伤外感，在气在血务必明确，分别采用同病异治或异病同治，随即施以恰如其分的方药，"疏其血气，令其调达，而致和平"。

此文是余从医多年来学习与运用"辨证论治"的点滴体会，充分认识到只有熟谙经典，才能左右逢源。正是这些大道至简的言辞，始终触动着我们的心灵，让我们着手成春，药到病除，甚至起死回生。所以说中医学是大道，是瑰宝，我们有责任、有义务努力发掘并加以提高。文中所言，挂一漏万，不足之处在所难免，还请同道不吝斧正。

不为良相便为良医之感悟

　　"不为良相便为良医"是范仲淹少年时的抱负，之后被仁人志士奉为奋进之圭臬，世代传颂。余在孩提时代，父亲亦以此言训诲。他语重心长地说："良相匡君济民，确为非凡人物。古往今来，称得上良相的能有几人？就连清官循吏也寥若辰星。而众多在宦海中浮沉者，无非是些争名夺利之徒。虽显赫一时，却无补于世。到头来还是与草木同腐而已。医虽小道，'达则兼济天下，穷则独善其身'，何乐而不为？"自小地处农村，目睹缺医少药的现状，愈感医药的重要。天长日久，在我心灵深处萌生了学医的信念。

　　从医较易，当一名良医则难。学医之初，茫然不知从何入手。父亲是位老教师，闲暇之际，把家里仅有的《医学三字经》《时方妙用》等几本书，给我圈点讲解。使我获得了一些肤浅的中医知识。如何深入学习？父亲又将我托付于吾县一位德高望重的名老中医李至愚门下。记得第一次相见，观其童颜鹤发、道骨仙风，令人肃然起敬。谈论中他说："欲知上山路，须问下山人。"遂指出学好中医必须熟谙典籍。余即对曰："只要师父不吝赐教，晚生则不遗余力。"然而文字古奥，非下苦功不能入其殿堂。于是下决心广购医籍，砚田为农，管城作君，流连尺素，焚膏继晷，孜孜以求。数年间虽然学了些理论知识，但与临床还有一定的差距。说来也巧，时逢"文化大革命"，师傅被打入牛棚，不能去其医院上班。就在这个时候，村上办起了合作医疗，我们把师傅请来坐诊看病。对我来说如获甘霖，口授座对，衣钵亲传。理论和实践得到有机结合，使我在短期内有了较大的进步，从此便能单独应诊。这是我学医生涯中一件值得庆幸的事。1985年，光明中医函授大学招生，我即报名参加。面授老师都是省、地医坛精英。他们不图分文，传道授业入情入理，尽心竭力地教好每一节课，这种大公无私的精神诚属可贵，令人敬佩。四年期间，我又将中医理论系统深入地学习了一遍，还荣获"优秀学员"，被推荐到北京本部进修深造，因而非常幸运地聆听到了三十多位国家级著名中医专家的专题讲座，受益匪浅。之后又拜西安著名老中医麻瑞亭为师，得其亲传，奠定了良好的中医理论基础。有老师的推介、鼓励，我又参加了中医临床研究生培训班，通过了论文答辩。从此可以做到理论与实践相结合，也使自己在实现"为良医"理想的路上步伐更加坚定。一步一步走来，踏实而自信。80年代中期，我开办私家诊所。每每疗效卓著，医名日噪，求诊者络绎不绝。后来，我致力于疑难病和肿瘤的研治，帮助许多肿瘤患者不同程度地减轻了痛苦，甚至得到康复，延长了生存期。比如台湾同胞高某，突发脑梗死半身不遂，经余针、药并施，二十余天康复，返回台湾。县剧团赵某，贲门癌经余治愈，距今将近三十年未复发。火车站赵某患全结肠溃疡，也是余从死神手中将其生命夺回来的。后边两例都是医院判定的不治之症，治之得以生还，其经验应当记取。因此撰写十余篇论文，分别发表于各类书刊。

星斗屡易，急景催年。不知不觉，跻身医林已有五十多个春秋，在漫长的医疗实践中，使我倍感祖国传统医药学之博大精深，确属取之不尽、用之不竭的宝库。其理论基础以"天人相应、辨证论治"为指导思想，而且提倡不治已病治未病。由于治于未形，所以用功少而成功多。这种科学观念至今仍属超前意识。难怪著名学者梁漱溟先生说："传统文化是未来的早熟果。"几千年来中医药为我中华民族繁衍昌盛做出了巨大贡献。新中国成立后，乙脑流行得到遏制；抗击非典告捷；防治新冠肺炎疗效高、见效快，愈后无后遗症，每居领先地位。以上事例无不显示中医药的强大威力。作为一名医者，必须具备仁心、仁术，始终站在救死扶伤的最前列，为发扬光大传统文化，传承中医药学术，为实现"良医为民"的理想，不懈努力。

师、父均与世长辞，虽隙驷不留，尺波电谢。然耳提面命之恩永世难忘。不为良相便为良医之训，至今言犹在耳，记忆犹新，它将永远作为我的座右铭，励志向前。

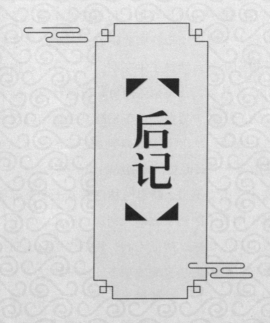

后记

　　临证医案记录，是我日常不可或缺的功课。而集验成册则是被催而就的。常有知己朋友谈及某位病患的信任和感慨，才回思自我的责任与成就。亦常有学生或同行讨论、问询某疑难杂症，则去查阅曾经类似的病症辨证施治记录，以供参考。总能查到，总能助人，总能解人倒悬。借鉴者思路得以开拓、创新，往往良效频传。几多愁容得以舒展，会心的笑脸满含真诚的感谢。于是，朋友和家人们一再提议整理刊印事宜。然日复一日的坐诊，一心赴救的惯性，竟没有时间静心处置。更况笔记繁杂，年月久远，分类有纠结，编目难先后，校审缠手足，还不如即时坐诊解决当下病患来得舒心。因而一拖再拖，愈十余年矣。

　　终于动手整理了。于是，忙碌者不止一人。有吾师吾友，有学生徒弟，有儿女孙辈。老师题序不吝墨，师友指正尚言乐。查典籍校正词字，访病患以证疗效。子敬、彭丹、炳言、炳辰是年轻热情的孙辈，操作电脑灵动快捷。初稿录入时他们轮换作业，勤快又负责。学生张宁对目录的编排做了几番认真研究，调整有方。还有魏锋、赵凯、颖碧、颖琦，他们分别对文稿做了数次校对、更正和补充。合力共谋，终成样稿。井宏涛携手朋友联系了出版社。在此一并致谢。

　　"面对面问诊，心连心开方。"似是一副对联，实则是医者必备的职业操守。每每自我思戒，也时时传于学生，并把王叔和《脉经·序》所言"医药为用，性命所系！"告诉他们。书稿集结了我多年临床的成功案例，若能助人亦是幸事。

医验集要

215